AF589945

NOTICE

SUR LES

Sources thermales de Loèche-les-Bains

ET

SUR SES ENVIRONS,

PAR

A. Loretan,

DOCTEUR EN MÉDECINE ET MÉDECIN AUX EAUX DE LOÈCHE.

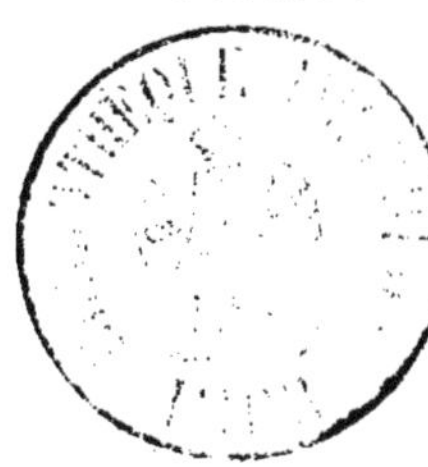

ACQUISITION
N° 38648

TRADUIT DE L'ALLEMAND

PAR

Le Chanoine J.-N. H.

> Ille terrarum mihi præter omnes
> angulus ridet.
>
> HORACE.

GENÈVE,

ABRAHAM CHERBULIEZ ET Ce, LIBRAIRES,

Rue de la Cité.

1845

Te 163
1058

GENÈVE, IMPRIMERIE DE FERDINAND RAMBOZ.

AVANT-PROPOS.

Médecin aux Bains de Loèche depuis treize ans, j'ai été souvent sollicité par mes amis et par les malades qui m'ont honoré de leur confiance, d'offrir au public mes aperçus et mes observations sur les thermes de cet endroit devenu justement célèbre. Quoiqu'il existe déjà plusieurs notices estimées sur ce sujet, je ne crois pas celle-ci superflue, persuadé qu'on ne saurait trop multiplier les écrits qui tendent à faire toujours mieux connaître les inestimables trésors de santé que la divine Providence a mis à côté des infirmités humaines, et à indiquer la manière si importante de les utiliser, afin que ces sources de salut et de vie ne deviennent pas, par l'abus qu'on en pourrait faire, des sources de nouvelles misères.

Touché des maux de l'humanité souffrante, et désireux de contribuer à les soulager, j'apporte ici ma part de labeur et de sacrifices. Puissé-je atteindre ce but constant de mes efforts, et je suis assez récompensé.

L'AUTEUR.

NOTICE

SUR LES

SOURCES THERMALES DE LOÈCHE-LES-BAINS

ET

SUR SES ENVIRONS.

Première Partie.

TOPOGRAPHIE.

Dans une pittoresque vallée qu'arrose un grand ruisseau, au milieu de vertes prairies et d'un charmant bassin entouré de montagnes, se trouve un village considérable, dont les maisons, bâties à l'antique et à la moderne, offrent un agréable contraste de simplicité et d'élégance. Sauf quelques bâtiments faits en belle maçonnerie, toutes ces habitations sont construites en bois. C'est là que les célèbres thermes de Loèche jaillissent tout fumants de terre.

Ce joli village, placé sous le 25°17′ de longitude, 46°22′ de latitude, élevé, d'après M. le chanoine Berchtold, de 4,351 pieds au-dessus du niveau de la mer, a une population d'environ 550 âmes. Le torrent appelé *la Dala*, qui le traverse et longe la vallée, prend sa source au Rindergletscher, poursuit son cours rapide du nord-est au sud-est, et depuis les Bains, du nord au sud, va enfin se perdre dans le Rhône, après avoir roulé ses ondes à travers d'effrayants précipices.

La vallée des Bains ne s'ouvre que vers le sud ; sa plus grande largeur est de vingt à trente minutes et sa longueur de quatre lieues ; des rochers géants, nus, la plupart à pic, couverts de neiges éternelles, en forment le cadre grandiose et imposant ; de jolies forêts de sapins et de mélèzes, des prairies ornées d'un riche gazon et parsemées de fleurs exhalant les plus suaves parfums, des troupeaux paissant joyeux, composent le fond de ce riant tableau, où se rencontrent les scènes les plus variées et les sites les plus enchanteurs que présentent nos montagnes suisses.

Les Bains sont à une lieue du village d'Inden et à deux de celui d'Albinen ; l'antique bourg de Loèche qui leur donne son nom, et le village de Varonne, en sont distants de deux lieues et demie. Des hauteurs fertiles où sont situés Varonne et Loèche aux châteaux crénelés, on a une très-belle vue sur les montagnes qui bordent la longue vallée du Rhône. La remarquable cascade de Tourtemagne, qui est à une forte lieue de là, est une des curiosités que les baigneurs et les voyageurs visitent souvent; quelques-uns la préfèrent même à la Pissevache qu'on voit près de Martigny. Du côté de Berne, on compte trois lieues des Bains à Schwarbach, six à Kandersteg et neuf jusqu'au joli bourg de Frutigen.

HISTORIQUE DES BAINS.

On ne sait au juste à quelle époque remonte la découverte de nos sources minérales; les anciens écrivains qui s'en sont occupés ne nous ont pas laissé de documents suffisants pour la fixer avec certitude. L'opinion commune est que cette importante découverte date du douzième siècle de notre ère : les uns l'attribuent à des bergers, d'autres à des chasseurs, ce qui est plus vraisemblable, car dans ces temps reculés ceux-ci seuls pouvaient visiter cette contrée couverte d'épaisses forêts, habitée par des ours et des loups. C'est à dix minutes au-dessus du village existant, à l'est, qu'un certain Jean Manz a dû construire la première maison en forme de tour; pour se préserver des bêtes féroces, il l'entoura d'un rempart avec fossés et palissades. Cet endroit porte encore aujourd'hui le nom de *Zum Thurm*, à la Tour, dont la dérivation ne peut être douteuse. De nouveaux colons pénétrèrent ensuite dans cette sauvage vallée, en abattirent les noires forêts, la défrichèrent et y établirent leur demeure.

La noble et puissante famille des Rarogne posséda des

fonds considérables dans le Badenthal : en 1478, une partie en fut vendue à l'évêque Supersaxo. Jodoc de Syllinen, évêque de Sion, fit jeter les fondements de l'église actuelle en 1484, construisit une quantité de réservoirs, des auberges et d'autres bâtiments; il travailla beaucoup à l'organisation et à l'embellissement de Leukerbad. Ces édifices et autres biens furent cédés, en 1501, par les héritiers de Mgr de Syllinen, au fameux cardinal, Mathieu Schinner, qui s'est plu, à son tour, à embellir sa nouvelle propriété d'une manière extraordinaire; il fit même élever, près de la source Saint-Laurent, un superbe hôtel en pierre de taille. Encouragées par cet exemple, quelques familles valaisannes et des Bains imitèrent le grand prélat, les avenues et les bords de la Place se couvrirent d'élégantes constructions, de sorte que le village des Bains, considérablement agrandi, prit la physionomie d'une jolie petite ville. Malades et amateurs s'y rendaient, les uns pour y trouver leur guérison, les autres pour y chercher des distractions et des amusements, et y respirer le bon air des Alpes. Le séjour en était devenu agréable et vivant; tout promettait un heureux avenir et une prospérité croissante. Hélas! si le dix-septième siècle nous montre ce beau village dans son état le plus florissant, le commencement du dix-huitième devait être la fatale époque de sa ruine presque entière.

Le 17 janvier 1719, à sept heures du soir, une énorme avalanche, détachée des montagnes situées au sud-est, se précipita sur le village, et le balaya jusque près de l'église; cinquante-cinq personnes y perdirent la vie. Cette terrible catastrophe ne découragea pas trop les habitants et les propriétaires survivants; ils remirent la main à l'œuvre, et élevèrent de nouvelles maisons. On comprend que leur entreprise n'a pu être réalisée qu'avec lenteur. A peine ces constructions furent-elles terminées qu'un second sinistre vint consterner la population : une avalanche tombe en 1758 et détruit de fond en comble une maison et le Bain des Gentilshommes.

Le renouvellement de ces désastres fit penser aux meilleurs moyens d'assurer, autant que possible, l'existence du village et de ses établissements thermaux. Pour en détourner les avalanches, ou du moins en amortir le premier choc, on fit des digues en pierres dans les directions convenables. La digue presque neuve qu'on voit au-dessus de la promenade, donne une idée assez exacte de la structure des anciennes. Que les étrangers se tranquillisent pourtant, car les avalanches ne tombent qu'en hiver et au commencement du printemps, il n'y a par conséquent rien à redouter durant la saison des eaux, l'absence de neige les rend physiquement impossibles.

Après le cardinal Schinner, les établissements thermaux passèrent à la famille Werra, à d'autres particuliers et à la commune des Bains. Ces trop nombreux propriétaires, restant sourds aux réclamations répétées des gens de l'art et aux légitimes désirs des étrangers, n'y introduisirent que des améliorations insignifiantes. Cette longue stagnation a enfin cessé par la force des choses. On a bâti de beaux hôtels depuis peu d'années, et de nouveaux bâtiments sont en pleine construction. Le Bain des Alpes, récemment construit, paraît destiné à exercer une influence utile. Outre ce mouvement prononcé, une route pour les chars et les voitures s'établit dans ce moment ; tout fait donc espérer que Loèche prendra une vie et un éclat dignes de la célébrité de ses thermes. Daigne la Providence divine préserver de nouveaux malheurs cet endroit de salut.

CHEMINS.

Deux chemins mènent aux Bains de Loèche, l'un du côté du Valais par Sierrre et Loèche, l'autre de Berne par Kandersteg. Arrivé au charmant bourg de Sierre, éloigné de quatre lieues de Sources, ou à Loèche-Bourg, on entre dans la vallée. L'ascension se fait à pied, à mulet, à cheval, ou en chaise à porteurs. De Sierre on se rend à Varonne par Salquenen ; à une demi-heure au-dessus de Varonne on jouit d'une intéressante vue, qui embrasse une grande partie de la vallée du Rhône et de la double chaîne de montagnes qui l'entourent. Un peu plus haut se trouve la galerie, connue sous le nom d'*Échelles de Varonne,* où l'on passe par un sentier suffisamment large et sûr, enfoncé dans le roc. A cinq minutes d'Inden, ce chemin se joint à celui du bourg de Loèche; de là il n'y en a plus qu'un jusqu'au village des Bains.

Si ces deux chemins sont d'un grand intérêt pour les naturalistes et les touristes, ils ne le sont certes pas pour les personnes infirmes qui viennent chercher leur guérison dans nos thermes. Aussi que d'observations et de plaintes fondées n'a-t-on pas faites et répétées sur cet état de choses! elles ne furent pas écoutées. Des protestations intéressées mettaient des obstacles presque insurmontables aux améliorations réclamées. Ces oppositions égoïstes sont enfin vaincues avec bonheur : une route, commencée en 1843, à laquelle on travaille avec activité, sera probablement ouverte au public en 1846, par Loèche et par Varonne; elle sera non-seulement d'un réel avantage pour les Bains et pour les dixains de Loèche et de Sierre, mais aussi pour tout le canton. Jusqu'ici beaucoup d'étrangers n'osaient tenter la pénible ascension du Badenthal; on la fera bientôt en char et en voiture, commodément et sans danger. Les personnes faibles et timides, n'ayant donc plus de périls et de fatigues à redouter pour leur santé, pourront venir, en toute sûreté, prendre des eaux mises à la portée de tout le monde. Ainsi, par le fait de ces facilités réunies, s'accroîtra le nombre des voyageurs qui ne font que passer, des visiteurs qui séjournent peu, et surtout des baigneurs, et même des parents et des amis qui les accompagnent. Il est permis de croire que les beautés si variées de la nature, l'air pur, sain et fortifiant des Alpes, et autres conforts les attireront au milieu de nous, en engageront plusieurs à prolonger leur séjour, ou à passer la saison des chaleurs dans notre vallée.

Une belle route, passant par Thoune et par Frutigen, conduit de Berne à Kandersteg; ce village a une auberge où l'on est fort bien traité. De la jolie vallée de Kandersteg aux Bains on fait le chemin à pied ou à mulet. Ce passage est un des plus pittoresques et des plus remarquables de toute la Suisse. Après une demi-heure de marche, on quitte la plaine de Kandersteg pour gravir une forêt, en s'éloignant de l'impétueux Kander, dont les ondes resserrées dans un lit tortueux se précipitent dans l'abîme. On passe ensuite au milieu des rochers par des sentiers qui frisent les précipices, mais sans danger. On arrive enfin aux pâturages, et bientôt au sommet du Wintereckalpe, où il y a quelques cabanes que des pâtres valaisans habitent pendant l'été, et où paissent de nombreux troupeaux; là l'Altels et ses glaciers resplendissants se présentent à vos regards. A peu de distance on trouve le chalet de Spitelalpe, d'où il reste encore une hauteur pierreuse à gravir avant d'arriver à Schwarbach, où il y a le bureau de péage. Dans cette région solitaire et terrible, cependant pleine d'intérêt pour les amateurs de la nature grandiose, le voyageur, au lieu de l'ancienne hutte, est heureux de trouver une auberge passable, construite depuis 1840, contenant trois chambres à manger, deux pour la classe commune et une pour la classe aisée, et quelques chambres à coucher. Quoiqu'au premier abord cette haute habitation ait quelque chose de sombre pour le visiteur, on peut être sans la moindre inquiétude. L'aubergiste, M. Jean Rösti, homme prévenant et loyal, qui demeure là depuis de longues années, fera bientôt passer cette première impression; par l'empressement qu'il met à servir les vivres et les boissons dont il est abondamment pourvu, il fera oublier un moment qu'on est à Schwarbach.

Après qu'on s'est bien restauré, l'on continue de monter insensiblement au milieu de rochers escarpés dans la direction de Loèche; au bout d'une demi-heure on est au lac des Pigeons. Ce lac vous cause une agréable surprise; il a un quart de lieue de largeur sur trois quarts de longueur; il s'alimente par un ruisseau qui descend du haut Lammeralpegletscher et par les eaux de la fonte des neiges qui en couvrent les environs pendant près des deux tiers de l'année. Malgré cette affluence d'eau, il disparaît peu à peu, et vers la fin de l'automne il est à sec, sans que l'on sache trop par où les eaux s'écoulent; il reparaît au printemps quand les neiges commencent à fondre. Après qu'on a côtoyé ce lac, on gravit une petite pente avant d'atteindre le point culminant. A cette énorme élévation presque toute végétation cesse. Dans la descente, à quelques pas du passage, est la Taube, où une cabane sert d'abri aux voyageurs surpris par le mauvais temps. Là, on s'arrête un instant pour contempler l'immense panorama qui se déroule à vos yeux. De quelque côté que l'on se tourne ce ne sont que montagnes couvertes de neiges éternelles, portant leur cime argentée jusqu'au ciel, rochers à pic, à flancs déchirés, terminés par d'innombrables aiguilles, glaciers sans fin, chaînes de montagnes à perte de vue. En plongeant ses regards dans la profondeur, on voit la verte vallée des Bains, et le modeste village des thermes. Cette contemplation des sublimes merveilles de la création élève l'âme et l'esprit vers le Créateur, et remplit le cœur de reconnaissance.

On descend ensuite la Ghemmi par le chemin en zig-zag creusé, en 1736, dans le terrain solide et en partie dans la roche vive. Quoique ce sentier paraisse périlleux en l'enfilant, on se rassure bientôt; car il est suffisamment large et muni de bons parapets : avec un peu de prudence on le fait sans danger. Lorsqu'on est parvenu à la longue galerie, on remarque vis-à-vis, dans une paroi de rocher perpendiculaire, une longue perche de bois garnie d'échelons, ainsi qu'une petite hutte au-dessus qui paraît communiquer à une grotte : c'est par ces mesures que les Valaisans fermèrent la descente de la Ghemmi pendant la guerre de 1799. Du pied de la Ghemmi, le sentier continue d'abord en zig-zag au milieu de pâturages pierreux et de quelques arbres, puis on arrive aux prairies et enfin au village.

J'ai abrégé à dessein la description de Kandersteg à Loèche, par la raison que les baigneurs font souvent des excursions de ce côté-là jusqu'à Taube et à Schwarbach. Une fois la route achevée, ils pourront aussi visiter la curieuse vallée du Rhône; ces dernières promenades seront peut-être préférées.

SOURCES MINÉRALES.

On compte plus de vingt sources minérales dans la vallée des Bains; la plupart jaillissent de terre dans un espace assez resserré. La source Saint-Laurent est la plus abondante, elle sort sur la place du village, son volume d'eau égale celui d'un petit ruisseau; on l'a appropriée par d'utiles réparations à l'usage de ceux qui boivent les eaux. Sous le toit qui l'abrite, on voit l'image de saint Laurent, dont elle emprunta le nom. Elle alimente le grand Bain de la Place, le Bain neuf Werra, le Bain des Zurichois et celui des Ventouses, c'est-à-dire quatre établissements. Sa température monte à 40 degrés 8 dixièmes au thermomètre de Réaumur.

A quelques pas de la source Saint-Laurent jaillit la source d'Or. On l'appelle ainsi à cause de la propriété qu'elle a de colorer en jaune les pièces neuves d'argent qu'on y met séjourner pendant un jour ou deux; c'est tout simplement l'effet de l'oxide de fer : propriété, au reste, commune aux autres sources de Loèche ; pour s'en convaincre, on n'a qu'à généraliser l'expérience.

Au-dessus du village, dans la prairie, on remarque une baraque en bois, pourvue à l'intérieur de quelques mauvaises planches pour s'asseoir ; il y a là une source dont la chaleur est de 31 degrés 4 dixièmes de Réaumur, dans laquelle les personnes affligées d'ulcères invétérés prennent avec succès de fréquents bains de pieds.

Tout près de celle-ci, à l'est, non loin d'un vieux réservoir, jaillissent trois autres sources chaudes ; leurs eaux alimentaient autrefois le Bain des Pauvres, appelé aussi Bain des Lépreux, construit un peu plus bas, mais qui n'existe plus aujourd'hui ; leur chaleur monte à 37 degrés 4 dixièmes de Réaumur. Une partie de ces eaux est conduite au moyen de tuyaux de bois dans le nouveau Bain des Pauvres, élevé près de la Dala. Une autre source, au sud des trois précitées, se nommait jadis *la Vomitive.* On ne saurait justifier cette dénomination, car il est reconnu qu'elle ne possède pas de propriétés purgatives différentes de celles des autres sources.

En se dirigeant du côté de la chute de la Dala, on arrive au bout d'un quart d'heure à l'endroit appelé *Bain des Guérisons.* L'avalanche y détruisit effectivement un établissement portant ce nom. On y voyait encore, en 1839, bouillonner douze petites sources au pied d'un monticule, dont les eaux non utilisées allaient se mêler avec celles de la Dala. En 1840, on travailla à les réunir ensemble : la petite éminence fut aplanie. Lorsqu'on eut atteint le point où les filets se rapprochent tout à fait, le thermomètre de Réaumur indiqua 40 degrés, tandis que précédemment il se tenait entre 38 et 40 degrés. La raison de cette différence peu notable consiste en ce que les places où ces sources sortaient, étant creuses, l'eau qui y restait quelques moments exposée à l'air atmosphérique, devait naturellement se refroidir. Outre cela, le volume d'eau de chaque source était trop peu considérable pour élever la température des objets environnants sans perdre de son calorique. Ces douze sources sont recueillies avec soin dans des conduites de bois qui les versent dans le Bain des Alpes ; elles suffisent à son alimentation.

Parmi les sources non utilisées qu'on trouve dans divers endroits de la vallée, les principales sont les suivantes : les deux de la rive droite de la Dala, à dix minutes au-dessus du Bain des Guérisons ; une troisième, en suivant la même direction, à un quart de lieue des précédentes ; une quatrième, dite Staffelen ; une cinquième, au bord de la Dala, sortant par une ouverture ovale, d'un rocher accidenté ; et une sixième, au-dessous du village, dite *Rossquelle,* dans laquelle on met rouir le chanvre. La Staffelen a 37 degrés 7 dixièmes de Réaumur.

THERMES.

1° *Propriétés physiques.*

Les eaux thermales de Loèche ont à peu de chose près les mêmes propriétés physiques et la même composition chimique; ce fait résulte des analyses qu'on en a faites.

Ce que j'ai dit en parlant du Bain des Guérisons, et d'autres causes indépendantes des sources, expliquent suffisamment les variations qu'on a observées. Il est très-probable que, dans le principe, les thermes de Loèche ont tous le même degré de chaleur.

L'eau des sources est parfaitement limpide; où elle bouillonne de terre, on voit s'élever des bulles d'air formées du gaz qui s'échappe. Elle se trouble à certaines époques de l'année, le plus souvent au printemps, à la fonte des neiges; en automne, à la suite de grandes pluies, et quelquefois en été, pendant et après les averses; elle devient alors grisâtre et forme un dépôt terreux. Cet état dure ordinairement d'un à trois jours; on est obligé parfois d'interrompre la boisson, mais non le bain. Selon moi, la cause de ces dérangements ne peut être attribuée qu'à des éboulements qui se font dans les réservoirs souterrains, dans les cavités du sol et le long du lit des sources. Les terres éboulées se dissolvent dans l'eau et en sont noyées. La grande humectation et l'amollissement des terrains expliquent ces éboulements; et l'examen des dépôts formés par les eaux troublées vient à l'appui de l'opinion que je défends. J'ai vu, le 14 août 1844, les sources du Bain des Guérisons et de Saint-Laurent, ainsi que plusieurs autres, se troubler tout à coup par suite des fortes ondées que nous avions eues les jours précédents, et même le 14; je n'ai pu me rendre compte de cet événement que par l'hypothèse mentionnée.

L'eau exposée au grand air ne se trouble point; elle dépose un sédiment au fond et sur les parois du vase; l'oxidule de fer, par l'accès de l'air libre et par la volatilisation du gaz carbonique, se change en oxide de fer et se précipite. Ce précipité se voit partout où les thermes sont en contact avec l'air atmosphérique; sa couleur est pour l'ordinaire jaune, brune ou d'un rouge brun. C'est par ce procédé chimique que les pièces neuves d'argent prennent, comme je l'ai mentionné, une belle couleur d'or, pourvu toutefois qu'on ne les laisse pas trop longtemps plongées dans les sources.

L'eau minérale est inodore : si pourtant elle reste quelque temps dans un vase fermé, ou exposée à l'air, elle prend insensiblement l'odeur de l'acide hydro-sulfurique, soit des œufs pourris; cette altération peut venir de la décomposition de ses principes constituants.

Le premier effet de l'eau est d'amollir la peau; on le sent fort bien en passant la paume de la main sur les parties du corps plongées dans le bain. La peau, comme s'expriment les baigneurs, devient *savonneuse;* mais, en restant en contact avec l'eau, elle devient enfin sèche et rude; ce second effet peut être attribué au sulfate de chaux.

On n'est pas d'accord quant au goût des eaux minérales de Loèche : les uns le trouvent légèrement métallique, d'autres un peu amer et tant soit peu salé. Pour moi, je le trouve assez semblable à celui de l'eau chaude ordinaire, sauf un peu moins fade.

J'ai donné plus haut la température des plus importantes sources.

Excepté les cas spécifiés ci-dessus, les propriétés physiques des eaux thermales n'éprouvent point d'altération, ni dans les changements de temps, ni dans aucune saison de l'année.

2° *Propriétés chimiques.*

A une époque où la chimie était encore dans l'enfance, on prétendait que les sources thermales de Loèche contenaient du cuivre, de l'or et du soufre. J'omets ici les plus vieilles analyses, de même que celle de MM. Payen et Mœrell, déjà bien préférables aux anciennes, et je donne celles que MM. Brunner, professeur de chimie, et Pagenstecher de Berne, pharmacien, ont faites à Loèche, en **1827.** D'après les analyses de ces deux savants chimistes, nos sources, considérées dans leur ensemble, ne varient guère ; elles contiennent, dans **24** onces, poids médicinal,

EN PARTIES GAZEUSES :

	SOURCE SAINT-LAURENT.	BAIN DES PAUVRES.
Acide carbonique	0,357 grains.	0,312 grains.
Gaz oxigène.	0,256 »	0,259 »
Azote	0,462 »	0,487 »

EN PARTIES FIXES :

Sulfate de chaux.	17,083 grains.	17,361 grains.
» de magnésie . . .	2,654 »	1,879 »
» de soude.	0,678 »	0,503 »
» de strontiane. . .	0,043 »	0,037 »
Chlorure de sodium . . .	0,073 »	0,124 »
» de potassium . .	0,027 »	0,010 »
» de magnesium .	0,036 »	0,032 »
» de calcium . . .	Traces.	Traces.
Carbonate de chaux . . .	0,476 »	0,613 »
» de magnésie. .	0,003 »	0,018 »
» de protox. de fer.	0,032 »	0,028 »
Silice	0,036 »	0,100 »
Nitrate	Traces.	Traces.
	21,141 grains.	20,710 grains.

On a conclu de ces analyses, publiées dans le premier volume de l'Histoire naturelle suisse (Zurich, 1829), que les eaux de Loèche sont ferrugineuses, c'est encore l'opinion générale du jour, tandis qu'on aurait dû, ce me semble, avec bien plus de justesse, conclure qu'elles sont gypseuses, vu que le sulfate de chaux y prédomine en énorme quantité relative.

J'ai déjà fait observer que, à l'endroit où l'eau sort de terre, il s'élève de petites bulles gazeuses, dont le dégagement est en proportion de l'abondance des sources. Ces gaz inodores sont composés, sur 100 parties, de :

	SOURCE SAINT-LAURENT.	SOURCE DU BAIN DES PAUVRES.
Acide carbonique	1,017 part.	0,964 part.
Oxigène.	0,462 »	0,266 »
Azote	98,521 »	98,770 »
	100,000 part.	100,000 part.

60 grains du précipité susmentionné, choisi aussi pur qu'il a été possible, donne pour résultat la composition suivante :

Schiste d'ardoise	14,00 grains.
Carbonate de chaux	2,40 »
» de magnésie. . .	0,24 »
Oxide de fer.	32,50 »
Eau	10,00 »
Perte	0,86 »
	60,00 grains.

Ce précipité, qu'on nomme *limon des bains*, s'emploie très-utilement ; on le verra dans la partie médicale.

60 parties de roche analysée, d'où coulent les sources, contiennent :

De Silice.	46,90 grains.
Chaux	0,35 »
Magnésie.	0,68 »
Oxide de fer	3,05 »
Alumine	7,00 »
	57,98 grains.

Cette remarquable analogie des propriétés physiques et chimiques des thermes de Loèche démontre assez que ceux-ci ont une origine commune. L'analyse de la roche prouve qu'ils dissolvent les substances minérales des terrains qu'ils traversent, s'en pénètrent et s'en composent au moyen de divers acides gazeux : c'est ainsi formés dans le laboratoire de la nature qu'ils jaillissent, tout imprégnés, de terre.

En 1844, M. le docteur L.-R. de Fellenberg, professeur de chimie à l'Académie de Lausanne, analysa les sources du Bain des Guérisons, qu'on n'avait pas encore analysées. Ce grand et pénible travail fut exécuté gratuitement, dans l'intérêt des baigneurs qui aiment à connaître les éléments des eaux qu'ils prennent. Cette analyse, accompagnée d'une explication claire et précise, imprimée à Lausanne, parut dans le *Journal de la Société vaudoise d'Utilité publique*; on la trouve aussi avec ce titre : *Analyse chimique de l'eau thermale des Bains de l'hôtel des Alpes, à Loèche, etc.* Elle donne pour résultat les matières fixes suivantes :

En	Sources du Bain des Guérisons.		Source St-Laurent.
2511,432 gr.	En 2511,432 gr.	En 10,000 gr.	B. et P.
Sulfate de chaux.	3,864 gr.	15,385 gr.	14,792
» de magnésie.	0,650 »	2,583 »	2,298
» de soude. .	0,160 »	0,637 »	0,587
» de potasse .	0,039 »	0,155 »	0,024
» de strontiane.	0,009 »	0,035 »	0,037
Chlorure de sodium. . . .	0,021 »	0,083 »	0,063
» de calcium.	Traces.	Traces.	Traces.
» de magnesium. . . .	0,053 »	0,211 »	0,071
Carbonate de chaux . . .	0,135 »	0,537 »	0,412
» de magnésie.	0,027 »	0,107 »	0,0026
» d'oxidule de fer	0,011 »	0,043 »	0,026
Silice	0,084 »	0,334 »	0,344
Traces de nitrates et d'iodures.			
	5,053 gr.	20,110 gr.	18,6566

La colonne B. et P. contient les matières fixes de la source Saint-Laurent, calculées sur 10,000, trouvées par MM. Brunner et Pagenstecher.

De cette analyse comparée, presque concordante, faite sur un égal volume d'eau, il suit que le point de séparation des sources primitivement identiques, ne doit pas se trouver à une grande profondeur, sinon la différence serait plus notable. Il est aussi reconnu que les eaux thermales dissolvent une partie des substances minérales qui les entourent; voilà, sans doute, pourquoi MM. Brunner et Pagenstecher n'ont pas trouvé, dans la source Saint-Laurent, les mêmes quantités de matières fixes que M. de Fellenberg a obtenues dans le Bain des Guérisons, près duquel le sulfate de magnésie et de chaux se décompose. Au reste, cette différence est si insignifiante qu'elle ne saurait influer sur les eaux employées comme remèdes.

Voici la conclusion de M. de Fellenberg : je l'extrais textuellement de sa brochure. « Le résultat de cette analyse, dit le savant professeur, est que l'eau qui alimente les Bains de l'hôtel des Alpes a la même composition chimique que celle des autres sources de Loèche, en Valais. Cette eau pourra donc, à tous égards, rendre les mêmes services et être employées aux mêmes usages que les autres sources thermales, qui, depuis plusieurs siècles, ont maintenu la juste réputation dont elles jouissent. »

ÉTABLISSEMENTS DES BAINS.

Loèche possède cinq établissements de bains, quatre vieux et un tout neuf : le Bain des Messieurs, sur la Place ; le Bain Werra, le Bain des Zurichois, appelé ainsi à cause de l'usage qu'en faisait autrefois un grand nombre de familles du Canton de Zurich ; le Bain des Pauvres, et enfin le Bain des Alpes.

Le Bain des Messieurs est tout proche de la source Saint-Laurent; il est divisé en quatre grands carrés, dont chacun est pourvu d'une chambre à poêle pour la toilette du bain ; il ne contient que trois cabinets de douches qui tombent de la hauteur de 11 pieds 2 pouces de France.

Le Bain Neuf ou Bain Werra, construit à une cinquantaine de pas de la source Saint-Laurent, est un vaste bâtiment contenant quatre carrés plus grands que ceux du Bain des Messieurs; aussi le règlement porte-t-il à quarante-cinq le maximum du nombre des personnes pour chaque bassin, tandis qu'il le fixe à trente pour les carrés du Bain de la Place. Les carrés des bains neufs ont chacun deux chambres à poêle, une pour les hommes, l'autre pour les femmes, et un appareil de douches. Cet édifice, bâti en 1818, est plus beau et plus commode que le premier que j'ai décrit. Il renferme six bains particuliers avec appareils de douches qui ont 11 pieds 6 pouces de chute. Ces bassins privés sont destinés aux personnes qui se baignent seules ou en famille, etc.

Des galeries bordées de balustrades, où aboutissent des allées latérales, traversent ces deux établissements d'un bout à l'autre. Pour prendre les douches, on n'a qu'à entrer dans le cabinet fermé, contigu au bassin où l'on est, sans être obligé de se trop déranger. Le système des douches laisse beaucoup à désirer; outre que les cabinets sont obscurs et trop petits pour contenir les gens de service, elles ont trop peu de chute. Tout le mécanisme consiste dans une pompe qu'on fait jouer à grand bruit pour faire arriver l'eau dans un cuvier, au fond duquel sont fixés des écrous en laiton, auxquels on applique des conduits du même métal d'ouvertures inégales, afin d'avoir des rayons de différentes dimensions, qu'on divise ensuite aussi bien que le permet le local des douches.

Le Bain des Zurichois, dont l'intérieur a été entièrement refait en 1836, est mal organisé pour l'époque actuelle; les dépenses qu'on y a faites n'ont pas reçu une application éclairée; peu de personnes aisées le fréquentent. Il est partagé en quatre carrés recevant de quinze à vingt baigneurs chacun. Il y a quatre chambres sans fourneau et deux cabinets de douches, dont la chute ne dépasse pas 9 pieds 6 pouces; cet appareil ne diffère guère de ceux des autres bains. Tout à côté de cet établissement défectueux se trouve le Bain des Ventouses, séparé par une simple cloison en planches, il renferme deux bassins et deux chambrettes pour les deux sexes.

Le Bain des Pauvres, construit quelques années auparavant, près de la Dala, contient deux carrés, deux chambres à fourneau et un appareil de douches. Tous ces établissements thermaux sont bâtis partie en pierre et partie en bois. Ils sont ouverts depuis trois heures du matin jusqu'à dix heures, et depuis deux heures de l'après-midi jusqu'à cinq heures du soir.

Le Bain des Pauvres, comme l'indique son nom, est destiné aux nécessiteux infirmes d'où qu'ils soient. Pour y être admis, il faut être muni d'un certificat constatant l'état de pauvreté, délivré par l'autorité de la commune et du district dont on est ressortissant; moyennant ces formalités on est reçu gratis. Les pauvres reçoivent les chemises de bain que les charitables baigneurs laissent pour eux à leur départ des eaux, et chaque semaine un peu d'argent pour payer une partie de leur pension. Pour fournir à ces dépenses, on recourt à la bienfaisance publique. Chaque dimanche on fait une collecte dans tous les hôtels; la boîte des pauvres circule pendant le dîner; chacun y met son offrande à volonté. La générosité des étrangers ne se borne pas à cette quête périodique : dans chaque saison des bains on tire des loteries, on donne des soirées musicales, etc., dont le produit est versé dans le sein des malheureux. La Commission des pauvres, composée en grande partie de baigneurs, administre la caisse des aumônes et les répartit équitablement.

Comme la température des eaux est trop élevée,. on doit en opérer le refroidissement. A cet effet, on vide les bassins de suite après le bain de l'après-midi ; on les remplit de nouveau pour le lendemain, en faisant passer l'eau à travers une planche percée de petits trous. On donne aussi libre entrée à l'air frais en tenant les portes des établissements ouvertes jusque bien tard dans la soirée. Si ces mesures ne suffisent pas pour refroidir l'eau au degré convenable, ce qui peut arriver lorsqu'il fait chaud, on l'agite fortement par le moyen d'un long bâton, au bout duquel est fixée une planchette. Par ces opérations on atteint sans doute le but, mais on affaiblit l'efficacité des eaux, par la raison qu'elles restent trop longtemps exposées à l'air atmosphérique. On comprend qu'elles doivent perdre de leurs parties volatiles et de leurs matières fixes, qui se précipitent au fond des bassins et se décomposent. Aussi le besoin d'établissements mieux organisés se faisait-il sentir depuis bien des années : médecins et malades les demandaient unanimement. Ces demandes sont enfin exécutées, l'élan est donné; plusieurs constructions sont décidées. Celle commencée en 1844, à trente-deux pas de la source Saint-Laurent, annonce un bel établissement, si pourtant on exécute le plan dressé. Déjà le Bain des Alpes, dont on jeta le fondement en 1841, a été ouvert au public l'été dernier; de nombreux malades l'ont fréquenté.

Ce dernier établissement est divisé en quatre grands bassins entourés de galeries, recevant de vingt-cinq à trente personnes chacun. Chaque bassin a trois cabinets contigus, un pour les hommes et un pour les femmes, un troisième pour les douches. Les cabinets de douches sont surtout bien éclairés et assez spacieux pour contenir les gens de service. Il renferme, en outre, onze bains particuliers et cinq bains de famille, tous couverts en bois comme les bains communs, afin de mettre les malades à l'abri des courants d'air. Pour donner issue aux vapeurs qui s'élèvent des carrés, on a pratiqué au toit des ouvertures en forme de tourelles, et établi des tuyaux de zinc pour les bains de famille et autres.

Le Bain des Alpes est situé tout à côté du grand hôtel des Alpes, auquel il communique par une galerie entièrement fermée, et élevée de 12 pieds au-dessus du sol; les baigneurs entrent donc dans le Bain et reviennent dans leur chambre sans s'exposer aux courants d'air et aux refroidissements. Ces utiles dispositions sont d'autant plus appréciables qu'elles contribuent au succès de la cure; car les vicissitudes de température et l'air frais du matin peuvent refermer les pores et contracter la peau dilatée, ce qui pourrait avoir des suites fâcheuses; or, tous ces inconvénients sont écartés.

De la galerie de communication on passe dans la terrasse couverte de l'établissement thermal, où coule un ruisseau assez abondant pour renouveler constamment les eaux d'un grand bassin et pour fournir à ceux qui les prennent en boisson. Cette terrasse, fermée de deux côtés et garnie de balustrades dans sa partie ouverte, est spacieuse et fort agréable; les buveurs d'eau s'y promènent commodément; et s'il fait mauvais temps, ils entrent dans les vastes corridors de l'hôtel ou dans la galerie du Bain. On ne tardera pas d'établir aussi des bains de vapeur et de ventouses, etc.

Dans cet établissement on n'entend pas le bruit étourdissant de la pompe ; l'eau pour les douches coule tout naturellement dans les cuviers placés sous le toit. Au fond de ces vases sont pratiqués des robinets et de longs tuyaux de zinc qui descendent à 5 pieds environ au-dessus des lits des douches. Aux écrous de laiton qui terminent ces tuyaux, on adapte des conduits du même métal de formes et de dimensions diverses. C'est par ces tubes que l'eau s'échappe et tombe dans les cabinets. Ce mécanisme joue très-bien. Si ces douches, qui ont 16 pieds 6 pouces de chute, sont trop fortes, on les affaiblit en remplissant plus ou moins les cuves.

Les douze sources de l'ancien Bain des Guérisons, recueillies en 1840, ont la même composition chimique que la source Saint-Laurent, comme il conste par l'analyse que j'en ai donnée plus haut ; elles alimentent aujourd'hui le Bain des Alpes. Lorsque les conduits les versent dans le grand réservoir, le thermomètre de Réaumur ne monte pas au delà de 38 degrés. Ce réservoir, entouré de bons murs et solidement voûté, peut contenir 2,800 pieds cubes d'eau, qui s'y refroidit encore hors de tout contact d'air extérieur ; des tuyaux de cuivre et de bois, adaptés aux grands robinets, la portent ensuite dans les bassins, selon que le besoin et l'opportunité le réclament.

On voit donc que le refroidissement de l'eau s'opère en partie à l'abri de l'air, sans qu'elle soit exposée à se décomposer notablement dans ses parties fixes, qu'elle conserve par conséquent plus intactes les propriétés curatives qui assurent son efficacité. Joignez à cela le constant renouvellement, dont on ne saurait contester les bons effets. C'est surtout par cette dernière raison que les sources qui alimentent le bain des pieds sont réputées plus efficaces que d'autres dans certaines affections opiniâtres, et que les douze sources ont acquis le beau nom de *Bain des Guérisons*. Déjà le docteur Naterer croyait que les beaux succès obtenus au Bain des Guérisons devaient être attribués au constant renouvellement des eaux qui l'alimentaient. Cet ancien médecin des Bains ajoute que les maladies cutanées et autres infirmités y guérissaient très-bien. D'ailleurs, si l'on n'eût pas regardé ces sources comme très-salutaires, on n'aurait pas construit, dans une localité triste et exposée, un bâtiment tour à tour emporté par l'avalanche et relevé par les propriétaires.

Je n'ai pas ici à m'occuper de recommandations non justifiées et spéciales ; ma tâche se borne à consigner ce qu'une théorie fondée et l'expérience enseignent, à signaler les défectuosités des établissements, à les faire disparaître pour donner place à une organisation meilleure, afin que les sources minérales de Loèche soient administrées et utilisées de manière qu'elles puissent rendre tous les services que l'humanité souffrante a droit d'en attendre. Ces améliorations, que commande l'intérêt des malades et celui de Loèche, sont le but de mes efforts, et il n'est point trop difficile de les réaliser. D'abord pour le refroidissement on n'aurait qu'à faire de vastes réservoirs fermés de tous côtés, dans lesquels on introduirait un courant d'eau froide par le moyen de tuyaux ou conduits de cuivre, qu'on ferait circuler dans l'intérieur jusqu'à ce que l'eau chaude ait fait une assez forte déperdition de calorique et puisse être conduite dans ses bassins. Le ruisseau d'eau froide, qui coule tout à côté de la source Saint-Laurent, pourrait aussi servir à en opérer le refroidissement, au moins en partie; il suffirait, pour cela, de faire passer l'eau chaude dans des conduits de cuivre qu'entourerait l'eau froide, coulant ainsi dans le même lit, l'un refroidirait l'autre; ou bien on userait d'autres procédés naturels: l'essentiel est que l'eau minérale conserve le plus possible de ses propriétés médicinales.

On a pu voir, par ce qui précède, qu'à Loèche on baigne généralement en commun. Les personnes qui voient ce mélange pour la première fois éprouvent d'abord quelque répugnance, même des scrupules et des craintes; elles peuvent cependant se rassurer, car les maladies, quelle que soit leur nature, ne se communiquent jamais dans les bassins. Depuis des siècles qu'on baigne pêle-mêle, on ne cite pas un seul exemple de contagion. La décence n'a pas à souffrir; outre les ordonnances qui la protégent, affichées dans chaque établissement, que l'inspecteur doit faire observer rigoureusement, la publicité des Bains, où circule qui veut, est une garantie qu'elle y règne; on doit donc se tranquilliser. Le costume des carrés, le maintien à y tenir sont à l'abri de toute critique fondée. Ce costume consiste en une longue et ample chemise de laine ou de grosse toile, qui couvre tout le corps depuis le cou jusqu'aux pieds, et en un mantelet qu'on ajoute par-dessus. C'est revêtus de cet habillement uniforme et décent que les baigneurs descendent dans les bassins, où il se plongent jusqu'au cou.

Les bains pris en commun dissipent l'ennui et font passer le temps assez rapidement, on pourrait dire, agréablement. Le chant qui retentit des carrés, la musique locale qui se fait quelquefois entendre, la conversation gaie, vive, animée, le Domino qu'on joue sur les planchettes qui servent à prendre le déjeuner, et où vogue le nécessaire de chaque baigneur, les nombreux promeneurs des galeries, les jeux d'esprit et mille petits riens dont on pourrait faire des volumes; tout cela contribue puissamment à abréger la longueur des bains.

HÔTELS.

Les auberges, réédifiées après les grands désastres causés par les avalanches du dix-huitième siècle, se distinguaient par une simplicité toute patriarcale et par une distribution analogue. Les chambres manquaient de la plupart des meubles réputés aujourd'hui indispensables. Ceux qui écrivaient dans ce temps conseillaient aux étrangers, qui se rendaient à Loèche, de se pourvoir au moins des objets de toilette nécessaires. Depuis nombre d'années cet état de choses est entièrement changé : aux modestes auberges ont succédé des hôtels très-bien organisés et élégamment meublés, propres à satisfaire les exigences toujours croissantes de notre siècle. Si l'on entend encore les étrangers se plaindre de quelques établissements des Bains, dont les défectuosités ne sont que trop réelles, ils se montrent, par contre, très-contents de la bonne tenue des hôtels. On peut dire, sans exagérer, que les aubergistes, en déployant une activité et un zèle éclairé en fait de constructions neuves et de réparations, ont beaucoup contribué à achalander nos eaux thermales. Prévenance, politesse, propreté, régularité dans le service, bonne table, prix modérés, ils ne négligent rien pour gagner la confiance et mériter la satisfaction des baigneurs.

Quant au prix des pensions, on peut faire le choix qui convient à sa fortune ou à sa volonté. Le minimum de la dépense journalière, pour la table et pour la chambre, est de deux francs de France par personne, et le maximum de douze francs. Il y a les prix moyens. La pension comprend la chambre, le déjeuner, le dîner et le souper.

J'ajoute ici les noms des maîtres d'hôtels, en suivant l'ordre alphabétique : MM. Berger père, hôtel des Alpes ; Brunner (Alexis), hôtel de l'Union ; les frères Brunner, hôtel Brunner ; Mme Brutlin, hôtel de France ; Inalbon, la Maison-Blanche ; Loretan, la Couronne ; Willa, hôtel de Belle-Vue.

MÉDECINS, INSPECTEURS DES BAINS

ET

POSTE AUX LETTRES.

Loèche compte cinq médecins pendant la saison des bains ; en voici les noms par ordre alphabétique : MM. les docteurs Bonvin, Grillet, Mengis père, Mengis fils, et l'auteur de cette Notice. Ces messieurs connaissent aussi bien les eaux minérales que la manière de les administrer.

L'inspecteur des Bains, nommé par le gouvernement, est chargé de faire observer les ordonnances et les règles qui concernent la police intérieure des établissements, l'ordre et la décence, de veiller avec soin à ce que les carrés aient constamment le degré de chaleur fixé par les médecins. Sa ponctualité peut contribuer avantageusement au succès des cures. Jusqu'à présent l'inspecteur faisait surtout ses visites pendant les heures des bains, ce qui est bien, mais insuffisant; car si la température des bassins est trop élevée, ce qui arrive très-souvent, il ne peut la baisser à l'instant; il faut donc que les baigneurs attendent que le refroidissement se fasse ou qu'ils quittent le bain, alternative toujours fâcheuse. Il est à souhaiter qu'à l'avenir il s'assure de la température de tous les carrés, d'abord avant qu'on y entre, ensuite pendant chaque bain, afin que le degré convenable soit maintenu avec exactitude ou promptement rétabli. Cette vigilance sérieuse et constante, dont la nécessité ne saurait être mise en doute, fera taire les plaintes répétées qui retentissent des carrés. Si l'inspection est un besoin reconnu et satisfait dans les établissements thermaux que la science et l'art se sont plu à perfectionner et à embellir, comment ne le serait-elle pas dans ceux de Loèche, où il reste encore tant à faire avant qu'ils soient mis sur un pied entièrement satisfaisant? Je me plais à croire que ces observations, dictées par l'intérêt bien entendu de tous, seront comprises.

Le service pour les lettres est bien organisé; un pédon part tous les jours du village des Bains, à onze heures du matin, pour le bourg de Loèche, où il remet la correspondance dont il est porteur; il revient vers les huit heures du soir avec les dépêches qu'apportent les courriers du

Simplon et de Lausanne. Les lettres, les journaux, etc., sont remis de suite à leur adresse.

PROMENADES.

Les promenades de la vallée de Loèche ont toutes le caractère pittoresque des régions alpines. Parmi celles des environs des Bains, les suivantes sont les plus fréquentées: en voici une description rapide.

La grande promenade prend au Bain Werra, coupe en ligne droite les jardins et les prairies du sud-est du village, et se termine à la forêt; elle est large, presque sans pente, bordée de jeunes arbres et pourvue, de distance en distance, de bancs pour se reposer; sa longueur est de huit à dix minutes. La place semi-circulaire qui est à son extrémité est entourée d'une jolie petite forêt de mélèzes. On a tout le long une vue charmante. Aussi est-elle remplie de promeneurs. On voit les buveurs des eaux, quand le temps est beau, s'y promener déjà de grand matin.

La promenade aux Échelles, distante de trois quarts de lieue du village, telle qu'on la voit aujourd'hui, est due à la générosité de M. Köchlin de Mulhouse, qui la fit faire à ses frais en 1844. Elle commence à la place semi-circulaire où finit la précédente, passe à travers les prés, les pâturages alpestres, et vous mène au milieu d'une forêt de sapins, dont le frais ombrage et des bancs dressés pour les promeneurs vous invitent à prendre un moment de repos. Après un instant de halte, on pousse en avant, et l'on arrive en face d'un rocher énorme qui vous paraît infranchissable. Lorsqu'on est parvenu au pied, on voit la première échelle suivie de sept autres superposées; ces huit échelles, placées contre le flanc du roc, sont exposées à toutes les injures du temps et mal affermies. Je conseille aux personnes vertigineuses ou timides de ne pas tenter d'en faire l'ascension. Il est vrai que les hardis habitants du pays les montent et les descendent sans sourciller; ils s'y sont habitués, car ce périlleux passage abrége beaucoup le trajet entre Albinen et les Bains de Loèche; aussi l'appelle-t-on *Échelles d'Albinen*. Cette promenade aux Échelles est très-intéressante. Outre la variété des points de vue et des sites qui l'embellissent, de nombreux petits sentiers en zig-zag, en spirale et en cent autres formes, s'éloignent du principal pour vous conduire à de jolies places pratiquées dans les bois. Elle ne peut manquer de devenir encore plus fréquentée à l'avenir, vu qu'elle joint l'utile à l'agréable. En effet, comme le chemin est presque partout uni, les malades peuvent le faire aisément sans outrepasser les bornes d'un exercice modéré et salutaire.

La promenade à la cascade de la Dala, à une demi-lieue des Bains, est aussi très-pittoresque. En sortant du village on arrive sur le monticule qui le domine, d'où l'on plane sur tout le bassin des Bains; ce coup d'œil ne manque pas d'intérêt. On traverse ensuite une belle prairie et l'on atteint le dernier pont de la Dala; de là la montée devient plus raide; on continue de gravir la pente de la rive gauche du torrent jusqu'à ce qu'on soit parvenu sur le bord de la cascade. On s'arrête pour contempler à loisir cette masse d'eau qui se précipite avec impétuosité, se brise contre la résistance des rochers et va se perdre bouillonnante dans les profondeurs de l'abime. Quel bruit sombre, effrayant, terrible retentit de ces gouffres! C'est surtout entre midi et une heure, par un beau soleil, que ce site sauvage paraît dans toute sa beauté. Par l'effet de la réfraction des rayons de lumière, les grosses vapeurs qui s'élèvent des ondes blanchissantes, imitent les formes et les gracieuses nuances de l'arc-en-ciel. Les baigneurs visitent fréquemment cette chute d'eau sans trop se fatiguer; ils en reviennent fort contents.

Ce sont là des promenades de tous les jours, à la portée de chaque malade non entièrement privé de l'usage de ses membres; mais il est un autre genre de courses de bien plus longue haleine, je veux parler des excursions dans les hautes montagnes; ici s'ouvre un champ des plus variés à parcourir. Quelle riche nature! que de sublimes horreurs! que de beautés à admirer dans les régions supérieures des Alpes! quel ravissant spectacle pour ceux qui sentent! Il est entendu que ces excursions doivent se faire par le plus beau temps possible, surtout les plus longues; je vais en esquisser quatre des plus intéressantes, qui feront suite à celle de Schwarbach, que l'on connait déjà suffisamment.

EXCURSION AU FEUILLERETALPE.

Au sortir du village le sentier passe à côté de deux digues construites contre l'avalanche, s'élève au milieu des pâturages et de hauts mélèzes, vous mène à une forêt de sapins, d'où l'on est bientôt aux solitaires chalets. Là, Flore étale ses richesses avec un luxe extraordinaire : partout les rhododendrons et mille autres fleurs charmantes brillent du plus vif éclat, c'est un coup d'œil enchanteur. La contemplation de cette nature si simple et pourtant si belle fait naître des pensers divers, de douces et indéfinissables impressions. L'habitant des plats pays et des villes l'éprouve bien plus vivement que l'habitant des montagnes, trop habitué aux scènes des Alpes, aussi ne s'éloigne-t-il qu'à regret de ces pauvres cabanes et de ces lieux déserts. De ces chalets souvent visités à cause de leur proximité des Bains, dont ils ne sont qu'à trois quarts d'heure, on a une vue pleine de charmes sur la vallée des Thermes et sur les hautes montagnes qui en forment le magnifique cadre. On distingue aussi parfaitement le chemin de la Ghemmi, qui s'élève en serpentant dans les anfractuosités, les parois et les arêtes du sourcilleux rocher de ce nom.

Toutefois détournons nos yeux de ces masses colossales pour les porter sur les sites romantiques et sur les pâturages fleuris que nous avons quittés un instant; revenons aux brillantes roses des Alpes qui, à notre retour au village, témoigneront de notre course alpestre; savourons ces jouissances pures et inépuisables. Oh que ces fleurs si délicates et si belles orneraient admirablement les jardins des villes et des campagnes! mais comment les y transplanter sans en ternir la beauté et le teint, et sans les dépouiller de leur ravissante simplicité? Les déclimater c'est les faire dégénérer, et souvent languir et mourir.... Le temps passe, les heures s'envolent, on les oublie. Déjà l'on entend dans le lointain le son du chalumeau et les sonnailles qu'agitent les troupeaux, l'astre du jour commence à baisser vers l'horizon : qu'on ne se hâte pas de désemparer pour autant; un spectacle magnifique va couronner cette belle journée, c'est un des beaux couchers de soleil qu'offrent les Alpes, il faut y assister.

Au moment où le roi des astres se cache derrière les monts, voyez les montagnes et les glaciers devenir flamboyants ! on dirait les dernières lueurs d'un vaste incendie; cet effet d'optique est superbe, on ne se lasse de l'admirer. A peine les derniers feux de l'astre ont-ils disparu des plus hautes sommités que le silence, précurseur de la nuit, commence à régner dans la vallée, tout annonce le lourd sommeil de la nature : le chant des oiseaux a cessé, les mers de glace prennent une teinte blême, cadavéreuse, et les montagnes projettent leurs pâles ombres. Cette scène si changée nous rappelle l'image de l'homme qui se meurt. A mesure que le voile épais de la nuit s'abaisse et s'étend sur la terre, les étoiles se montrent dans l'immensité des cieux et répandent leur vacillante lumière. La lune paraît à son tour à l'orient, jette sa terne clarté, c'est l'heure de rentrer.

EXCURSION AU RINDER, OU DALAGLETSCHER.

Pour se rendre à ce glacier, qui est à deux lieues et demie du village, on suit le chemin de la cascade jusqu'au pont supérieur de la Dala; de là on peut continuer par le sentier de la rive gauche du torrent, ou prendre celui de la rive droite. Le premier est plus fréquenté que le second, dont quelques passages sont encore couverts de neige d'avalanches tombées en hiver. J'abandonne donc celui-ci pour m'occuper un instant de l'autre.

Le chemin de la rive gauche prend tout près du pont, traverse une pente, puis une forêt de sapins, et l'on arrive au chalet de Mayalpe. Pour parvenir de là à Fluhalpe, on monte au milieu des parcours et des mélèzes. Quand on a atteint la hauteur qui domine cette sauvage contrée, on jouit d'une vue intéressante et étendue. Après qu'on a payé son tribut d'admiration aux torrents impétueux qui se précipitent des rochers abruptes, aux montagnes qui vous environnent, aux troupeaux qui paissent joyeux, on poursuit sa route. Les cabanes de Fluhalpe sont bientôt dépassées, et l'on se trouve en peu de temps en face du Rindergletscher, glacier remarquable par sa curieuse configuration et par l'éclat de sa blancheur; l'œil du voyageur se repose avec délices sur ces masses de glaces resplendissantes, et les fatigues de l'ascension s'oublient.

EXCURSION A GUGGERHUBEL,

A TROIS LIEUES DES BAINS.

Un bon chemin, construit depuis quelques années pour les mulets, facilite cette intéressante excursion; il prend au sortir du village, s'élève en zig-zag dans le coteau, passant tantôt dans les bois, tantôt au milieu des herbages, vous conduit au Pas du Loup qu'on franchit aisément. On trouve ensuite d'excellents pâturages, puis on arrive aux chalets de Chermignon, où l'on fait halte pour déjeuner, il en est temps. Les provisions apportées du village sont étalées sur le gazon; la joyeuse caravane se forme en cercle autour de cette table improvisée et y fait honneur. Ceux qui désirent prendre le moka ou le cacao s'adressent au pâtre, qui se hâte de leur fournir le lait, la crême, etc., tels qu'on en trouve dans les Alpes suisses, où ces choses sont délicieuses. Après qu'on a bien reconforté l'estomac, on gravit une pente raide, et enfin l'on arrive sur un rocher en saillie : c'est le Guggerhubel. Cette course est riche en points de vue remarquables. A mesure qu'on s'élève, en quittant le village, le coup d'œil grandit et gagne en beautés de tout genre; du Guggerhubel il est immense et magnifique. De la belle Dala, qui roule ses flots argentés au fond de la vallée, des verdoyantes prairies et des sites pittoresques qui l'environnent, les regards des promeneurs se sont portés successivement sur les obélisques et les pyramides de glace qui couronnent les longues chaînes des Alpes. Dans l'ascension des montagnes, plus on s'élève, plus on découvre de pointes, plus les points de vue sont étendus. Que ne peut-on planer, comme l'aigle, au-dessus des régions habitées!

EXCURSION AU TORRENTHORN,

A TROIS LIEUES ET DEMIE DES BAINS.

Jusqu'au Pas du Loup le chemin du Torrenthorn est le

même que celui qui conduit à Guggerhubel. De là on monte une alpe raide, boisée dans sa partie inférieure, sans visiter le chalet du Torrentalpe qu'on laisse à sa droite. A mesure qu'on monte, la végétation diminue et le coup d'œil prend de l'extension. De l'endroit où l'on quitte les mulets, il reste encore une forte demi-heure de chemin pierreux et pénible à faire avant d'atteindre le Torrenthorn; il faut même passer sur la neige. Cette distance est bientôt franchie, la cime est gravie. De cette pointe, où il n'y a plus trace de végétation, on a une des plus importantes vues de la Suisse, c'est tout un monde de merveilles de la nature. Quel tableau grandiose! que de jouissances pour le voyageur! On jette d'abord un coup d'œil rapide sur toutes ces beautés qui vous frappent, puis on les contemple, on les passe en revue; l'espace à parcourir est immense, les paysages sans nombre. Des hauteurs sourcilleuses, des pointes nues ou couvertes de neige éternelle, vos regards glissent dans les abimes, se portent alternativement sur les ruisseaux, les torrents et les fleuves, sur les campagnes et les prairies, sur les vallées et les collines, sur les bourgs et les hameaux, etc.; puis ils remontent sur les montagnes qui vous cernent de tous côtés, et se reposent avec complaisance sur la grande et majestueuse chaîne qui sépare le Valais de l'Italie.

Parmi les plus hautes montagnes qu'on voit depuis le Torrenthorn, les suivantes sont les plus remarquables; quoique les guides en connaissent les noms et la situation (Michel Brunner, entre autres, mérite d'être spécialement recommandé), je crois utile d'en donner ici la nomenclature.

En face de soi, sur la rive gauche du Rhône, est le

Weisshorn; viennent ensuite le Bruneckhorn, le Schwarzhorn, le Dôme, le Rothhorn, le Teschhorn, le Strahlhorn, le Kletschhorn et le Botelhorn; plus loin le Monte-Leone, le Mont-Rose, le Zinalhorn, le Matterhorn, la Dent-Blanche, la Dent-Bleue, l'Optemma et le Mont-Combin. A l'extrémité ouest trône le majestueux Mont-Blanc, ce roi des montagnes d'Europe, entouré de nombreux courtisans. En avant sont le Buet, la Dent du Midi, le Mouvrau, les Diablerets, le Sanetsch, la Rawil, le Schwarzhorn, le Lammerhorn et l'Altels. Enfin le Tschingulhorn, le Breithorn, le Grosshorn, le Bietschhorn; le Nesthorn et le Finsterarhorn terminent ce magnifique et immense panorama.

On respire librement sur cette hauteur voisine du ciel; la vue de ces admirables œuvres de la création, qui se déploient avec tant de magnificence, frappe vos sens et fait une profonde impression sur votre âme; c'est à regret qu'on quitte ces cimes imposantes.

Seconde Partie.

PARTIE MÉDICALE.

ACTION DE L'EAU THERMALE.

D'où vient-il, et comment se fait-il que les eaux minérales produisent sur le corps de l'homme des effets aussi salutaires que surprenants et admirables? C'est encore un mystère impénétrable à l'esprit humain. Tandis que des médecins les attribuent simplement à l'élément minéral dissous dans l'eau, d'autres, par contre, en donnent pour cause les forces électro-galvaniques, impondérables (l'esprit des fontaines des anciens médecins). Le plan que je me suis tracé et le but de cet écrit ne me permettent pas de m'engager dans la critique scientifique de ces opinions, cet examen surpasse d'ailleurs mes forces; j'y trouve pourtant un caractère un peu trop tranché; on pourrait, selon moi, les réduire en une seule. En admettant le concours des matières minérales et des forces électro-galvaniques, on se rendrait, en effet, mieux compte de l'action bienfaisante des sources thermales.

On se figure aisément que, dans le vaste et mystérieux laboratoire de la nature, les mixtions se font tout autrement que dans la pharmacie. On comprend qu'à l'aide des grandes forces électro-galvaniques, les substances matérielles se combinent mieux que par nos procédés chimiques; qu'elles agissent par conséquent avec plus d'énergie sur l'organisme humain. L'expérience n'atteste-t-elle pas chaque jour, qu'une petite quantité de sulfate de magnésie, contenue dans une eau minérale, produit un effet laxatif égal, sinon plus grand, qu'une bien plus forte dose de ce même sel dissous dans l'eau ordinaire, comme le pratiquent les pharmaciens?

L'eau minérale absorbée passe dans le sang, développe et fortifie la vitalité de l'organisme, provoque ensuite, par son action vive, les forces du corps à une énergique réaction capable de vaincre et d'extirper le mal. Aussi que de consolants et de brillants succès! mais pour les obtenir, il faut que l'eau soit employée à un degré rigoureusement en rapport avec l'état du malade; car il est constaté, par des faits pénibles à enregistrer, que bien des malades qui, au lieu de se conformer à cette indication, ont fait des eaux un usage imprudent, nullement proportionné à leurs forces corporelles, ont vu leurs maux empirer, et se sont attiré des maladies de langueur pour des années, même pour le reste de leurs jours. On voit donc que, dans les cures d'eaux minérales, la direction d'un médecin habile est d'une haute importance.

On peut dire, en général avec fondement, que les thermes de Loèche sont légèrement excitatifs, de très-bons résolvants, dépuratifs et fortifiants ; ils se montrent, en effet, tels dans les maladies pour lesquelles ils sont indiqués, l'expérience l'atteste. Leur action est encore puissamment favorisée par l'air pur, salubre et vivifiant qu'on respire dans le bassin élévé du village des Bains.

Les eaux prises par verres de quart d'heure en quart d'heure, ou de vingt minutes en vingt minutes, et s'il est possible en se donnant de l'exercice, produisent ordinairement une chaleur bienfaisante dans l'estomac, augmentent l'appétit, rendent les selles plus fréquentes, surtout les premiers jours, et les urines plus abondantes, raniment la vitalité de la peau jusqu'à mettre celle-ci en moiteur. Cependant on observe des effets tout opposés : la boisson fait alors gonfler, gâte l'appétit, arrête les selles, amène des orgasmes sanguins, des congestions à la tête, etc. L'idiosyncrasie, en d'autres termes, l'individualité joue ici un rôle très-varié. Car, tandis que des personnes qui ont les organes de la digestion tout à fait bons, supportent l'eau avec peine ; d'autres, qui les ont faibles, la digèrent facilement, et leur estomac s'en trouve plus tard très-fortifié. En buvant seulement les eaux on a rarement de poussée.

Le bain, pendant lequel le corps est mis, chaque jour, durant plusieurs heures, en contact avec l'eau qui en est absorbée et portée dans les vaisseaux sanguins, doit fortement stimuler les organes de la peau. Celle-ci s'amollit d'abord, le sang se porte avec plus de force à la surface du corps ; les organes internes deviennent alors plus libres, la circulation du sang reprend plus d'activité ainsi que les vaisseaux sécréteurs et excréteurs ; puis le sulfate de chaux et l'oxidule de fer dessèchent la peau et la confortent. Ces avantageux résultats ont sans doute contribué à établir la juste réputation dont nos thermes jouissent dans les maladies cutanées, surtout dartreuses. Après le bain, le sang se porte de nouveau dans les organes intérieurs. Les réactions de l'organisme, provoquées par les eaux, s'annoncent le plus souvent du cinquième au douzième jour; en voici les principaux symptômes : les baigneurs éprouvent de courtes fatigues, sentent se réveiller des affections endormies, picoter les cicatrices d'anciennes blessures, les voient même se rouvrir, ce qui est pourtant rare. Des parties du corps, jadis affectées de rhumatisme ou d'arthrite, redeviennent douloureuses au grand effroi des malades, etc. Aussitôt que l'organisme est parvenu au point de saturation, de nouveaux symptômes se manifestent, tels que abattement général, perte d'appétit, serrement d'estomac, pesanteur de tête, parfois des nausées, sommeil troublé, frissons, pouls accéléré, etc. Enfin la poussée paraît, et les incommodités qui l'ont précédée se calment et pour l'ordinaire disparaissent. Les affections locales et générales ne tardent pas d'en faire autant. La sortie de la poussée est parfois accompagnée de grandes sueurs et de diarrhée. Ordinairement les urines se troublent et forment des sédiments blancs ou de couleur de brique. Ici, comme précédemment, il faut tenir compte de l'individualité et de la nature du mal; car on remarque que, chez le même malade, tantôt un symptôme manque, tantôt un autre existe, ainsi de suite. L'éruption cutanée se fait très-souvent sans qu'on en soit le moins du monde incommodé.

Je dois donner des détails plus étendus sur la poussée, qui est l'un des plus importants phénomènes du bain.

LA POUSSÉE.

Ce n'est pas sans raison que, à Loèche, la poussée est regardée comme une forte preuve de la pleine opération des thermes, partant, comme une crise d'une haute valeur pour le succès de la cure. Je sais fort bien que l'on conteste à cette éruption son importance critique, et qu'on ne voudrait y voir qu'un simple symptôme de l'action irritante de l'eau sur la peau. Des médecins renommés et expérimentés dans cette partie se sont élevés avec force contre ce sentiment et l'ont combattu par de solides raisons. Mû par une conviction profonde, fruit de treize ans d'expérience et d'observations, je dois les imiter. Je conviens que, dans les cas isolés, la poussée paraisse symptomatique, alors surtout qu'elle se montre au bout d'un, deux ou trois bains ; aussi je ne regarde pas comme véritable toute poussée qui se manifeste pendant le bain. Ce qui prouve d'ailleurs, d'une manière frappante, son importance comme crise, c'est qu'elle apparaît parfois, même chez les personnes qui boivent seulement les eaux, sans qu'il y ait contact de la peau avec l'eau, ni par conséquent irritation. Comment se fait-il encore que la poussée, non entièrement disparue par le bain, puisse durer opiniâtrément après le bain et causer même des suites fâcheuses, si elle est uniquement l'effet de l'excitation des eaux qui n'agissent plus alors sur la peau ? Outre cela, si l'opinion adverse était fondée, les personnes d'une peau délicate et sensible devraient ressentir plus fortement la poussée que d'autres qui l'ont rugueuse, cependant on remarque très-souvent le contraire.

On ne saurait non plus expliquer pourquoi certaines maladies, comme la diarrhée, la peau purulente, ulcérée, etc., empêchent non rarement cette salutaire éruption, ou l'amoindrissent notablement.

Il se présente aussi des cas où la poussée ne paraît pas, et cependant la cure est très-heureuse. Cela peut dépendre de l'individualité et de la maladie. La crise se fait alors dans l'intérieur et se résout, par les transpirations, en diarrhées, par les voies excrétoires et urinaires. Les cas sont très-rares, où, au lieu de la crise, la maladie se dissipe par la lysis, en d'autres termes, par la disparition insensible de ses symptômes, sans que cela paraisse visible par les excrétions.

Outre les symptômes décrits, qui sont tantôt accompagnés de fièvre et tantôt sans fièvre, on sent une démangeaison plus ou moins vive dans les différentes parties du corps. La poussée se manifeste pour l'ordinaire aux coudes, aux genoux, s'étend peu à peu aux bras, aux jambes et à tout le corps. Les mains et la figure en sont presque toujours préservés.

La poussée se développe ordinairement du cinquième au quatorzième jour du bain. La chaleur et le beau temps exercent une influence très-salutaire sur sa précoce arrivée, sa pleine sortie et sa durée. On ne saurait donc trop recommander aux baigneurs de se tenir bien au chaud.

La poussée se développe et fait son cours comme tout exanthème aigu; lorsqu'elle a atteint son apogée, elle passe à l'état fleuri, décline peu à peu, en même temps que la peau perd sa rougeur, puis disparaît entièrement sous forme de desquamation furfuracée. Cette complète disparition ne s'obtient communément qu'en achevant le bain. On a remarqué maintes fois que des personnes qui ont passé outre, se sont attiré de très-fâcheuses incommodités. A la continuation de la poussée, devenue plus opiniâtre, se joignirent encore des cuissons et des brûlures de peau très-sensibles. Il se forma même, sur le corps, des gerçures et des difformités dartreuses que le bain réitéré des eaux de Loèche put seul faire disparaître.

La poussée n'a pas toujours le même caractère : tantôt elle est d'un aspect semblable à celui d'un érysipèle, d'où on la nomme *érysipélateuse*, tant elle ressemble à l'érythème et à la scarlatine, présentant à peu près les mêmes plaques de boutons rouges, mêlés de quelques rares pustules qui la firent appeler *pustuleuse*. Ces petits boutons et ces pustules ne changent presque jamais de forme; on en voit très-peu se terminer en pointe et devenir suppurants. Lorsqu'ils sont parvenus à maturité, ils s'affaissent et se dessèchent; alors les pellicules qui les couvraient se détachent de l'épiderme et tombent en petites écailles. Quand les éruptions sont intenses, il s'écoule un liquide jaunâtre et visqueux qui colle le linge sur la peau; on le détache en l'imbibant de l'eau des sources minérales.

Quelques personnes éprouvent, pendant l'éruption, un fort picotement, même de vives cuissons; elles ne se trouvent bien nulle part, sauf au bain. Cette éruption est parfois si énergique, si douloureuse, que le malade se sent saisi aux pieds d'un gonflement œdémateux qui l'oblige de rester au lit. Pour calmer ses souffrances, il se fait porter au bain, où il est bientôt soulagé.

L'action salutaire des sources minérales se prolonge au delà de l'éruption et des autres crises; elle se fait ordinairement sentir de six à douze semaines après le bain; on l'a même observée au bout de quelques mois. Il en est ici de ces eaux comme de tous les remèdes destinés à extirper les maladies chroniques, elles demandent du temps pour se développer et pour faire éclater leurs rares vertus. On a vu des malades qui, n'étant pas tout à fait guéris à la fin de leur cure, craignant par conséquent de ne pouvoir être délivrés de leurs maux, ont quitté la vallée des Bains, alarmés sur leur avenir. Plus tard, leur maladie disparut, et leur joie fut d'autant plus grande qu'ils avaient douté davantage de leur entier rétablissement.

Les thermes de Loèche rendent des services signalés dans les maladies du système végétatif, où les forces corporelles seules sont impuissantes à vaincre le principe morbifique, à ébranler et à évacuer les matières inutiles et nuisibles; dans tous les cas où il s'agit de réveiller et d'activer le système lymphatique, d'aider les sécrétions des humeurs viciées et d'en créer de nouvelles : ainsi, dans les cachexies, dans les dyscrasies, dans les maladies cutanées; enfin, dans les affections qui surviennent et sévissent lorsque le système nerveux est dans un état anormal.

La variété et la nature des infirmités à traiter déterminent les divers modes d'administration de nos thermes, dont il importe d'utiliser les précieuses ressources et les trésors de santé qu'ils nous prodiguent avec tant d'abondance. Ces modes consistent en douches, en bains de siége et en bains locaux, en injections, en lotions, en fomentations, en applications du dépôt des eaux et en bains de vapeur.

DOUCHES.

Pour juger de l'action des douches, tant descendantes qu'ascendantes, il faut tenir compte de la distance qui les sépare du patient, de la température de l'eau, de l'épaisseur du rayon et de leur durée. Les douches stimulent et fortifient la vitalité de la peau et des parties sous-cutanées, y font affluer le sang, dissipent les enflures, mollifient les tumeurs et en hâtent la résolution. On voit même des congestions quitter un organe et se porter à l'endroit où la douche est appliquée. Elles n'agissent pas seulement à la surface de la peau, mais aussi sur les nerfs internes en rapports intimes avec les externes, c'est-à-dire sur les nerfs en général; elles font surgir une bienfaisante réaction suivie de la disparition graduelle des affections cutanées, etc.

On renforce l'action des douches en les prolongeant, en les prenant à une température élevée, et en augmentant le volume du jet d'eau, tout comme on la modifie en suivant l'ordre inverse, selon que l'exige la nature des cas qui se présentent. Tout cela est du domaine de la direction médicale.

La douche ascendante, qui se prend dans la région du bassin, agit avec efficacité contre l'atonie des organes sexuels et la suppression des menstrues; elle résout les crudités, fortifie les fibres musculaires et le mouvement péristaltique des intestins, fait affluer le sang vers le rectum, agit sur les intestins grêles et amène l'évacuation des matières inutiles ou nuisibles. On peut donc l'employer avec succès dans les engorgements intestinaux, dans les coliques, dans les hémorroïdes supprimées et dans les congestions qui en résultent, etc.

La douche de pluie, formée d'un grand nombre de filets très-menus, opère sur l'organisme à l'instar des stimulants bénins ou des calmants, selon que la température de l'eau est élevée ou basse : dans le premier cas, elle convient surtout aux personnes faibles et aux parties sensibles du corps ; dans le second, elle calme la trop grande sensibilité du système nerveux.

BAINS DE SIÉGE ET BAINS LOCAUX.

Ces bains se prennent dans des vaisseaux de bois convenables aux infirmités dont on est affligé ; ils agissent sur la même région et sur les mêmes organes que la douche ascendante, dont ils sont en quelque sorte la préparation, mais avec moins de promptitude et de force. On les prend aussi avec succès aux pieds, aux mains, dans d'autres parties malades, etc. ; ils facilitent la guérison.

INJECTIONS.

Les injections pratiquées dans le canal acoustique externe en dissolvent le cérumen durci, qui cause souvent une barycoïe, soit dureté d'ouïe, en arrêtent les écoulements muqueux qui suivent parfois la scarlatine, et même ceux qui sont d'une nature scrofuleuse, catarrheuse, rhumatismale ou arthritique, etc. Elles calment les ulcères fistuleux, en corrigent la suppuration viciée, et en accélèrent la guérison.

LOTIONS.

Les lotions agissent très-bénignement sur l'organisme affecté, calment la trop grande sensibilité de la tunique nerveuse, hâtent la dessiccation des éruptions cutanées chroniques et en rendent la guérison plus prompte ; elles confortent aussi les téguments du corps de la manière la plus bénigne.

FOMENTATIONS.

L'action des fomentations diffère de celle des injections sur les ulcères fistuleux, en ce qu'elle est bien plus énergique, par la raison qu'ici les parties malades restent beaucoup plus longtemps en contact avec l'eau thermale que dans les injections. L'emploi des fomentations est d'un important secours dans les tumeurs, dans les éruptions de la peau, dans les différentes espèces d'ulcères cutanés, les syphilitiques exceptés, partant, pour le succès complet de la cure.

APPLICATIONS DU DÉPÔT DES EAUX.

Le limon des eaux, préparé avec l'eau des sources, agit bien plus énergiquement que les fomentations, attendu qu'il contient une quantité considérable d'oxide de fer; on l'emploie avec beaucoup de succès dans les ulcères atoniques, etc.

BAINS DE VAPEUR.

Loèche n'a malheureusement point encore d'établissement de bains de vapeur, mais il ne tardera pas d'en posséder, il en est temps. Ainsi seront enfin satisfaits les désirs des baigneurs et des médecins si souvent manifestés, et l'humanité souffrante, privée jusqu'ici de précieux secours, sera dotée d'une amélioration vivement sentie. Sitôt que ces bains seront établis, je me procurerai des données sur leur efficacité, qui ne peut être douteuse, et je ne manquerai pas de les publier. Il est facile de prévoir les salutaires effets que la vapeur produira sur les organes affectés de la poitrine, dans les maladies opiniâtres de la peau, dans les douleurs rhumatismales et arthritiques, sur les membres paralysés et sur les glandes indurées, dans les stagnations et les tumeurs, etc. Ces prévisions n'ont rien d'exagéré.

Je passe maintenant aux maladies dans lesquelles nos sources minérales sont, en général, très-efficaces, et ont réellement redonné à des milliers de personnes une santé qu'elles avaient perdue.

SCROFULES.

Les scrofules, reproduites par un mauvais élever et par d'autres causes dont l'examen n'entre pas ici, exercent leur funeste empire sur un grand nombre de jeunes gens des deux sexes. Si elles sont héréditaires, elles vicient des générations entières : les unes et les autres sont, pour le présent et pour l'avenir de ceux qui en sont affligés, une source féconde d'infirmités et de souffrances. Ces maladies trouvent, dans les thermes de Loèche, un de leurs plus rudes adversaires.

En général, si le mal n'est ni à un trop haut degré d'intensité, ni d'un caractère tranché, ni accompagné de fièvre, surtout lorsqu'il siége dans les organes de la poitrine, il y a espoir fondé de le soulager, sinon de le guérir radicalement, même quand l'ulcération a déjà attaqué les glandes et les parties voisines, et que la suppuration s'est établie, comme aussi dans ces espèces d'écrouelles malignes qui ont amolli les os, d'où naissent des courbures et des enflures de tout genre. Dans tous ces cas, et dans d'autres analogues, les thermes, administrés avec habileté, selon les différents modes usités, rendent d'éminents services; s'ils ne guérissent ces affections, ils soulagent bien certainement l'état pénible des scrofuleux : l'expérience le constate chaque année.

Le corps se débarrasse d'abord des matières morbifiques, s'approprie des sucs utiles, les maux se calment, le sang se fouette, les glandes désenflent, les fonctions animales se rétablissent, les ulcères se ferment; telle est la marche progressive de l'action salutaire de nos eaux minérales.

Une fille de dix-sept ans, écrouelleuse dès sa naissance, eut, pendant toute son enfance, tantôt des ophthalmies scrofuleuses, tantôt les glandes du cou enflées, et tour à tour des selles irrégulières et des constipations avec diarrhée. Lorsqu'elle eut atteint l'âge de quinze ans, il survint encore diverses complications. Des flatuosités et des douleurs spasmodiques de bas-ventre, etc., l'incommodaient beaucoup; les menstrues résistaient à tous les remèdes ordinaires; les glandes avaient grossi et s'étaient durcies, la respiration se trouvait gênée et l'abdomen légèrement enflé. C'est dans ce triste état que cette demoiselle arriva aux Bains de Loèche, accompagnée de sa mère alarmée; je lui prescrivis la douche et une application de ventouses sur la partie fémorale intérieure; ce qui aida le traitement. Au bout des trente-deux jours que dura le bain, l'enflure des glandes avait à peu près disparu; le visage, naguère maladif et terreux, reprit un teint fleuri, et, cinq semaines après le départ, les règles parurent sans effort. La même cure, répétée l'année suivante, acheva la guérison et la consolida. Depuis lors cette demoiselle se porta fort bien.

Si les bornes de cet écrit le comportaient, je pourrais citer un grand nombre de cures tout aussi heureuses; car, ma longue pratique des eaux m'a fourni très-souvent l'occasion d'observer de beaux résultats obtenus tant dans les maladies scrofuleuses que dans les suivantes, dont chacune sera suivie d'un exemple pris parmi tant d'autres, pourvu toutefois que la matière s'y prête, sinon il sera omis.

TUBERCULES.

Cette maladie a une si grande analogie avec la précédente, que beaucoup de médecins ne l'en distinguent point.

Si les tubercules sont encore durs, par conséquent éloignés du terme de leur résolution, si l'inflammation n'a pas envahi les parties qui les entourent, laquelle est communément suivie de l'ulcération et de la destruction des poumons ; si les malades toussent encore un peu, et si la respiration n'est pas trop gênée, les eaux minérales de Loèche rendent de grands services ; elles opèrent à l'instar des résolvants, des fortifiants bénins, et activent la résorption ; mais pour en faire usage dans toutes ces affections de poitrine, il est absolument nécessaire que les organes pneumoniques ne soient ni trop irrités ni enflammés, et cela d'autant plus qu'ils s'irritent déjà légèrement à cause de l'élévation de la Vallée et de la rareté de l'air.

Les catarrhes chroniques de la poitrine, siégeant dans la membrane pituiteuse, relâchée, des poumons, s'améliorent considérablement ou se guérissent par la boisson.

Un homme de vingt ans, dont le père mourut de pulmonie tuberculeuse à l'âge de trente-quatre ans, souffrait, surtout pendant l'hiver qui précéda son arrivée à Loèche, de catarrhe et d'une toux sèche suivie quelquefois d'expectoration de matières grisâtres, presque friables. L'asthme se déclara, et la sécrétion pituiteuse des organes respiratoires devint plus abondante et visqueuse. Le malade sentait une oppression sourde dans le côté gauche de la poitrine; c'est dans cet état qu'il arriva aux Bains. Il prit les eaux en boisson pendant sept jours, d'abord deux verres à jeun, de quart d'heure en quart d'heure, il parvint graduellement à six; je lui prescrivis ensuite une application de vingt-deux ventouses scarifiées sur le côté souffrant; en cas d'irritation éventuelle des organes de la respiration, ce dérivatif devait produire son effet. Il commença alors le bain, porté successivement de quarante minutes à trois heures et demie par jour, tout en continuant la boisson. La respiration ne tarda pas à devenir plus libre, la sécrétion des glandes pulmonaires diminua, il ne resta que quelques traces de toux. Ce monsieur partit de Loèche dans un état très-satisfaisant, passa l'hiver presque sans souffrir de la poitrine. L'été suivant il répéta la cure en suivant les mêmes prescriptions; dès lors il respira librement, fit à pied de petites parties de montagne, et à son départ les vieilles douleurs sourdes avaient complétement cessé; depuis il se porte fort bien.

HÉMORROÏDES, ENGORGEMENTS, TUMEURS, ET INDURATIONS DE L'ABDOMEN.

Les hémorroïdes sont héréditaires, soit constitutionnelles, ou non héréditaires. Les premières, opiniâtres et rebelles au traitement, ne trouvent que rarement leur radicale guérison aux thermes de Loèche, mais elles y éprouvent un grand soulagement : ceux-ci en rendent les attaques beaucoup plus rares, soit en améliorant la circulation du sang, soit en combattant la débilitation du canal intestinal et l'altération nerveuse, si commune dans ces maladies. Par contre, ils opèrent très-efficacement dans les hémorroïdes non héréditaires, c'est-à-dire, dans celles qui sont causées par un genre de vie trop sédentaire, par un usage immodéré de viandes, de bières fortes, de vins violents et par d'autres écarts de régime.

Les hémorroïdes constitutionnelles et acquises peuvent être fluentes ou aveugles, normales ou anormales. Si les sécrétions de la pituite et du sang, etc., ne se font pas, les hémorroïdes sèches se forment en varices dans la région intérieure ou extérieure du rectum. Si la nature manque de forces pour évacuer ces sécrétions, ce qui est assez ordinaire, les congestions du sang ne se portent plus vers l'anus, mais elles se jettent plutôt sur des organes étrangers aux hémorroïdes, et causent par là de très-fâcheuses infirmités. Dans ces cas, et autres semblables, nos eaux minérales offrent de précieuses ressources; aussi doit-on les prendre en boisson, en bain, en douches ascendantes et en douches descendantes.

M. de ***, âgé de cinquante ans, affligé d'hémorroïdes fluentes qui se portaient parfois sur les parties sexuelles, vint aux Bains de Loèche, après avoir essayé de plusieurs sources minérales sans résultat satisfaisant. Il éprouvait, en outre, une grande difficulté d'urine; l'urètre donnait beaucoup de pituite, quelquefois sanguinolente. Une cure de quatre semaines produisit des résultats tels, qu'il se vit presque entièrement délivré de ses nombreuses indispositions. Pour se débarrasser tout à fait des restes insignifiants du mal, il répéta la même cure les deux étés suivants, et il se trouva parfaitement rétabli.

Les engorgements sanguins de quelques organes du bas-ventre provenant ordinairement de pléthore abdominale ou des hémorroïdes, les indurations de la rate, du foie, du pancréas, etc., qui s'ensuivent, cèdent à l'emploi des sources thermales de Loèche, pourvu que ces affections ne soient pas dégénérées en squirrhes, etc.; il en est de même des engorgements dérivés des empâtements de la fièvre gastrique et intermittente.

Un homme de quarante-quatre ans, affligé de varices hémorroïdales à l'âge de trente ans, souffrait depuis nombre d'années de violentes douleurs que lui causaient un engorgement et un gonflement de foie. Il avait des selles rares accompagnées de vives souffrances; son visage était jaunâtre, son air abattu révélait une profonde mélancolie et même un dégoût prononcé de la vie; tel était son état physique et moral lorsqu'il vint faire une cure dans nos thermes. Le sixième jour du bain, je lui ordonnai la douche et des lavements ; le quatorzième, après une forte poussée pustuleuse, des masses excrémentielles muqueuses et fétides commencèrent à se déjeter. Ces déjections, accompagnées de faibles douleurs et de grouillements dans l'abdomen, durèrent plusieurs jours de suite ; il en résulta un grand soulagement ; le bas-ventre s'amollit, les fonctions naturelles reprirent leur cours normal, et le malade, presque désespéré en arrivant ici, nous quitta parfaitement guéri.

Quand il n'y a pas d'irritation inflammatoire, les eaux thermales agissent avec assez de succès contre les tumeurs et les indurations abdominales, suites de précédentes inflammations, comme aussi dans les maladies qui résultent d'oblitérations organiques.

Une dame de bonne constitution, âgée de trente-trois ans, eut le malheur de faire une chute grave, suivie d'une inflammation du bas-ventre, qu'on fit disparaître aussi bien qu'il a été possible. Plus tard une tumeur se forma sur le côté gauche de la région ombilicale. On ordonna les bains de Loèche. Cette tumeur assez grosse, du reste, était douloureuse au tact. Je prescrivis une double application de ventouses et des fomentations émollientes. Une poussée des plus énergiques parut sans causer des perturbations intérieures. Au bout de neuf semaines, la tumeur diminua graduellement. La cure, répétée l'année suivante, acheva de détruire le mal, et la guérison fut complète.

Malgré ces succès, je dois cependant faire observer que, quant aux tumeurs et aux indurations de ce genre, on ne peut fonder de trop grandes espérances dans les eaux de Loèche, lesquelles, comme tant d'autres remèdes et bains minéraux, sont ou sans effet notable, ou produisent seulement quelque amélioration réelle. Le degré et l'extension de ces sortes d'infirmités si variées, l'espèce et la gravité de celles qui se sont présentées, doivent, à cet égard, apprendre à connaître contre quels maux on peut employer les eaux avec assurance et avec succès.

ARTHRITE.

Les douleurs vagues de l'arthrite chronique dérivent des tuméfactions qui, formées par le phosphate de chaux, etc., sont fixées dans les articulations et en gênent le jeu. Ces tuméfactions attaquent aussi les ligaments, le périoste et les nerfs, et par là créent de nouvelles souffrances. La nature seule étant trop faible pour provoquer une crise favorable, les bains lui prêtent leur puissant appui, et la réaction désirée se réalise : les tumeurs arthritiques se modifient peu à peu et sont en partie absorbées, les douleurs sourdes, cruelles, se calment et souvent disparaissent entièrement.

A la goutte se joignent encore d'autres maux qui la compliquent, comme pléthore abdominale, engorgements, aigreurs, etc. Beaucoup de médecins regardent ces derniers maux comme la véritable cause de l'arthrite, dont les autres souffrances n'en sont, selon eux, que le simple reflet. Dans tous ces cas les eaux de Loèche font très-bien.

Un M. de ***, âgé de quarante-sept ans, d'un tempérament bilieux, eut, avant d'être parvenu à cet âge, plusieurs attaques de podagre, lesquelles cessèrent par défaut de diète et par suite de grandes pertes de sucs. Les pieds, considérablement enflés et durs, ne lui laissaient de repos ni jour ni nuit, surtout dans les changements de temps. De deux ou trois jours l'un, il avait à peine une fois de mauvaises selles. On lui conseilla les bains, ils les prit et s'en trouva si bien qu'il put faire de petites promenades sans le bâton qui l'aidait auparavant à se mouvoir péniblement.

RHUMATISMES.

Les rhumatismes chroniques sont très-communs dans nos montagnes; les personnes qui en sont atteintes en sentent surtout les accès la veille des changements de temps et avant les orages, dans les transitions subites du chaud au froid, en s'asseyant dans les ascensions de montagne, etc., lorsque l'air est frais et le corps en moiteur. Aussi le médecin a-t-il maintes occasions de les observer et de les traiter. S'ils sont sans irritation, nos thermes les soulagent et les extirpent même radicalement, qu'ils soient fixes, vagues, chroniques ou ordinaires.

Dans les affections rhumatismales de longue durée, la peau affaiblie devient très-sensible. Aux moindres bouffées d'air, les rhumatisants sentent leurs douleurs se renouveler ou s'accroître; un peu de mouvement par une température moyenne les fait transpirer. Cette faiblesse de la peau est une cause constante de nouvelles formations rhumatismales. Dans ce cas et dans d'autres, la vertu des eaux ne se dément pas; le sulfate de chaux qu'elles contiennent en grande quantité, et le carbonate d'oxidule de fer stimulent la vitabilité de la peau et la rétablissent dans son état normal.

Une dame de vingt-huit ans, atteinte de rhumatisme dans son enfance, mais n'en ressentant plus rien depuis des années, gagna, par suite d'une transpiration rentrée, une sciatique dont les douleurs s'étendaient jusqu'aux jambes et en gênaient le mouvement. Envoyée aux Bains de Loèche, elle y fait une cure, applique deux fois par jour une forte douche sur la partie souffrante; je lui fis aussi administrer vingt-cinq ventouses. Le huitième jour du bain la douleur locale augmenta sensiblement; elle reparut même dans le bras gauche, ancien siége du rhumatisme, l'attaque en fut violente. Je rassurai la malade, inquiète par l'espoir d'une prompte amélioration; car je savais, par expérience, que les eaux de Loèche réveillent quelquefois des affections assoupies pour les guérir ensuite, ce qui eut effectivement lieu dans le cas qui m'occupe ici. Une belle poussée sortit le onzième jour du traitement, et, sept jours après son apparition, les douleurs diminuèrent rapidement jusqu'à ce qu'enfin elles disparurent tout à fait. L'usage des membres inférieurs redevint libre, au point que cette dame put visiter à pied les belles Alpes de Chermignon, sans le moindre inconvénient.

CATARRHES.

Les catarrhes peuvent être symptomatiques ou idiopathiques ; comme symptômes d'autres maladies, ils révèlent des dyscrasies ou des irritations locales et mécaniques, savoir : les scrofules, les hémorroïdes, l'arthrite, les tumeurs, les constrictions des membranes pituiteuses, les éruptions répercutées, etc. Les écoulements symptomatiques des oreilles, des poumons, du rectum, les médorrhées trouvent dans nos thermes, ou amélioration ou complète guérison ; s'ils dérivent de la syphilis non encore détruite, ils ne font qu'empirer.

Parmi les écoulements muqueux idiopathiques, les eaux conviennent aux catarrhes opiniâtres des parties sexuelles, comme leucorrhées, gonorrhées chroniques, dont la cause gît le plus souvent dans le relâchement de la membrane pituiteuse que ces eaux confortent, et parfois en suppriment entièrement la difficile sécrétion.

MÉTASTASES.

Lorsque les métastases proviennent d'éruptions cutanées, psoriques, herpétiques, rentrées, de la sueur ordinaire des pieds, de l'arthrite erratique et des rhumatismes, ou qu'elles sont produites par des ulcères trop tôt fermés, par une guérison précipitée de la croûte laiteuse et de la teigne, par la disparition d'autres affections de ce genre qui abandonnent un organe pour se porter sur un autre, et si ces métastases ne sont pas de l'espèce aiguë, les eaux thermales de Loèche produisent dans tous ces cas de très-bons effets. A l'exception des sueurs des pieds et de quelques poussées qu'une forte douche et des bains prolongés rétablissent, il est rare de voir ces maladies reprendre leur premier foyer. Nos thermes agissent avec succès contre toutes les affections de peau répercutées, pour lesquelles ils sont indiqués, quand elles sont non répercutées; ils font aussi découvrir des maladies cachées (voyez Syphilis).

M. N., âgé de quarante et un ans, doué d'une forte constitution, souffrant depuis longtemps de perturbations abdominales, eut enfin les dartres suintantes aux jambes, lesquelles disparurent promptement par suite de la grande humidité à laquelle il s'était fréquemment exposé. Au bout de cinq semaines il éprouva une oppression de poitrine, accompagnée d'une toux sèche et d'expectoration de pituite, surtout le matin. Le mal continua ainsi pendant trois mois; il devint ensuite si violent que la vie du malade fut mise en réel danger; car il était à craindre qu'une phthisie ne l'attaquât et ne terminât ses jours. Arrivé à Loèche, il prit les eaux par degré, soit en bains, soit en boissons; je lui fis appliquer vingt-deux ventouses aux jambes, et prendre chaque jour la grosse douche sur l'abdomen, principal siége du mal. Au neuvième jour de la cure survint une énergique poussée, accompagnée de cuissons et de brûlures, qui sécréta un liquide jaunâtre. La toux baissa avec la poussée; la transpiration se sentit plus libre, et le baigneur, remis en assez bon état, quitta Loèche-les-Bains. Les dartres ne parurent point durant le bain. L'été suivant il revint et me raconta que ses souffrances de poitrine diminuèrent peu à peu et finirent pas cesser; que quelques dartres avaient reparu onze semaines après la cure, qu'il en portait encore des marques aux jambes. Après son second séjour aux Bains il fut complétement rétabli.

SYPHILIS MASQUÉES.

Il en est de ces syphilis comme de la plupart des mystères de la nature cachés à nos yeux; elles jettent les praticiens des villes et des campagnes dans de grandes perplexités et déconcertent le diagnostic le mieux exercé, se rendant presque insaisissables. Sans vouloir prétendre en expliquer la marche lente et tortueuse, je me contente de signaler les remèdes qui les font découvrir avec une rare précision : de ce nombre sont les thermes de Loèche; le mal latent cède à la réaction qu'ils provoquent dans l'organisme. Après quelques jours de bain, en effet, le masque tombe, et l'on sait si c'est une maladie mercurielle ou syphilitique qu'on a à traiter; la première trouve sa guérison dans les thermes, tandis que ceux qui sont affligés de la seconde sont renvoyés chez eux pour y combattre et extirper le mal connu. Ainsi, dans les deux cas, on obtient des résultats utiles : dans le premier, les malades sont préservés des fâcheuses suites que produirait l'usage exagéré des mercuriaux, et dans le second, ils connaissent leur infirmité et acquièrent par là l'espoir d'un prompt rétablissement.

Je pourrais, si la décence n'y mettait obstacle, citer ici plusieurs cas remarquables de ce genre, que j'ai eu souvent occasion d'observer.

CONTRACTIONS, RAIDEURS DES EXTRÉMITÉS,

GONFLEMENTS DES ARTICULATIONS, PÉRIOSTOSES.

Si des bains chauds soulagent ces infirmités et souvent les guérissent, on conçoit qu'un bain pris dans nos eaux minérales, dont les vertus curatives sont à la fois résolvantes et fortifiantes, produit bien plus naturellement ces avantageux résultats. On sait de quel secours sont les douches appliquées sur les affections locales, pourvu que ces maux ne soient ni irrités ni enflammés.

Un monsieur, âgé de trente-quatre ans, souffrait d'une contusion à la jambe gauche; son pied resta plié en arrière à la suite du traitement médical. Un examen approfondi constata une trop forte tension des tendons du mus-

canton de berne

[illegible] frutke à Kanderstg

[illegible] Kandersteg à Thun

[illegible] Thun à Neuhaus

6 [illegible] Neuhaus à Unterseen

6 [illegible] Unterseen à Brientzwyler

[illegible] Brientzwyler à [illegible] [illegible]
revenir à Brientzwyler [illegible]

canton d'unterwald

1 [illegible] brunig

6 [illegible] Brunig à Lungern

6 [illegible] Lungern à Sarnen

[illegible] Sarnen à Stanz

[illegible] Stanz à Brunnen

canton de Schwitz

6 [illegible] Brunnen à Schwitz

6 [illegible] Schwitz à Richterschwyl

canton de zurich

[illegible] Richterschwyl à Zurich [illegible]

cle sural. De fréquents bains domestiques et l'emploi de liniments composés de divers onguents calmaient le mal, mais ne le détruisaient pas. Après trois ans de souffrances, ce monsieur fit une cure aux eaux de Loèche, laquelle eut un plein succès; le mouvement de la jambe se rétablit et la guérison fut parfaite.

AFFECTIONS CUTANÉES.

Dans toutes les maladies cutanées les thermes de Loèche jouissent d'une réputation aussi ancienne que méritée. Déjà dans les temps reculés les personnes affligées de la lèpre y venaient chercher un remède à leurs maux et l'y trouvaient: telle est l'origine du Bain des Lépreux. Pour combattre ces affections, il importe de ranimer la vitalité de la peau et des organes internes, c'est ce que font les bains minéraux. La plupart des maladies de peau chroniques ne sont que le reflet, soit les indices extérieurs d'un mal interne, logé dans les organes végétatifs de l'abdomen ou dans la masse des humeurs.

1° *Éruptions cutanées chroniques.*

Je mèts en première ligne les nombreuses espèces de dartres et d'urticaires. Celles-ci, parfois prononcées pendant le bain, percent enfin ou disparaissent insensiblement. Les dartres, selon des observations suivies que j'ai faites, proviennent surtout d'éruptions cutanées, telles que croûte laiteuse, teigne, gale, fièvres pourprées, etc., restées imparfaites, ou répercutées à force de lotions et de linitions exsiccatives. J'ai aussi observé que dans toutes ces affections, qui engendrent ordinairement les dartres, on obtient à Loèche des succès signalés, par la raison que l'eau minérale aide l'organisme à évacuer les humeurs altérées. Ceux qui sont affligés de ces maux devraient donc être envoyés de bonne heure dans nos eaux, afin qu'ils s'en guérissent et préviennent par là les complications fâcheuses qui en dérivent et se développent plus tard, si l'on n'y prend garde à temps.

Les rougeoles précoces, les fièvres scarlatines et autres, mal développées ou répercutées, sont aussi une cause de dartres, même chez les personnes dans un âge plus avancé. Ces maladies cutanées sont si communes, qu'on voit chaque année beaucoup de gens qui en sont affectés fréquenter nos Bains, dont l'efficacité est et sera toujours appréciée. Il est bien peu de maladies de peau qui reparaissent aussi facilement que les affections herpétiques, bien qu'on en ait été délivré par l'usage des bains. Les écarts de régime qui les avaient fait naître, auxquels on se livre de nouveau, les ramènent et en augmentent le degré d'intensité. Les eaux de Loèche ne peuvent rien contre ces causes, c'est aux malades de les éviter : qu'ils observent donc une exacte diète et les autres précautions hygiéniques, tout en proportionnant le nombre et la durée des cures à l'opiniâtreté des dartres dont ils sont affligés, ajoutant les douches convenables, la boisson, les lotions, les fomentations, afin que le corps s'imprègne mieux des propriétés des eaux, et que la poussée soit plus énergique, c'est le plus sûr moyen d'obtenir le succès désiré.

Une fille de trente-trois ans, née de parents sains, fut atteinte de dartres rongeantes déjà à l'âge de six ans; elle en avait aux extrémités, à la poitrine et à la figure. Cette demoiselle avait pris la gale de sa bonne : on répercuta cette poussée psorique au moyen de lotions et d'onguents, on ne réussit que trop. Après l'essai infructueux de plusieurs remèdes, elle fut envoyée aux Bains de Loèche. Outre la boisson et le bain, elle prit une fois, puis deux fois par jour, les douches sur les parties affectées. Pendant le bain elle humectait assidûment les dartres de la figure avec une éponge trempée, répétant ce lavage chaque soir avant de se coucher. Une forte poussée parut au bout de cinq jours; les urines se troublèrent et il s'y forma des sédiments considérables pendant l'espace de dix jours. Une semaine avant qu'elle quittât la Vallée, je la fis ventouser deux fois à la nuque et dans les parties voisines des dartres. Au bout de vingt-deux jours de cure, son rétablissement avait fait des progrès rapides : la croûte était tombée, la figure paraissait d'un rouge cuivré, et plus de la moitié des dartres avait disparu. Cette fille répéta la même cure les deux étés suivants, observa ponctuellement les prescriptions médicales et fut entièrement délivrée de son opiniâtre affection.

2° *Ulcères cutanés chroniques.*

Que ces ulcères, suite ordinaire d'éruptions, siégent sur la peau, ou pénètrent plus avant, lorsqu'ils peuvent être considérés comme provenant de maladies pour lesquelles les bains sont indiqués, ils éprouvent une notable amélioration, ou guérissent tout à fait ; l'eau thermale les purific, en amollit les bords indurés par sa vertu résolvante, en tempère les cuissons par sa douce chaleur, et active la granulation ; elle accorde, dans l'intérieur, tout le système reproductif et l'améliore. Hors des heures du bain, il faut appliquer souvent le limon des sources sur les ulcères, qu'on couvre ensuite avec du linge et de la toile cirée. Le malade garde la chambre lorsque le temps est humide ou froid. Une température douce, la fuite de l'air frais, de même que la propreté de l'appareil contribuent beaucoup à la guérison de ces maux. Quand les ulcères sont bien nettoyés, au lieu d'un pus mêlé de sang, ils sécrètent un pus tant soit peu épais ; les cataplasmes limoneux, renfermant différentes propriétés médicinales, en hâtent la guérison d'une manière très-efficace. Lorsque les ressources de la thérapeutique sont insuffisantes ou d'un effet trop lent, les personnes affligées d'ulcères scrofuleux, arthritiques, rhumatismaux, herpétiques, psoriques, etc., feraient fort bien de venir prendre les eaux de Loèche, ou d'autres analogues. Ces eaux ne sont pas moins efficaces dans les affections fistuleuses avec ou sans esquilles ; celles-ci se meuvent, se séparent et s'éloignent. Elles agissent également avec avantage contre les ulcères atoniques causés par la laxité et l'acratie qui résultent d'accidents, tels que chocs, coups, pressions et autres lésions externes. Ces cas sont fréquents chez les personnes avancées en âge et chez les jeunes gens de faible constitution.

Une dame de cinquante-quatre ans souffrait depuis longtemps d'un rhumatisme général. Des ulcères à bords durs, occupant une grande partie des pieds, lui causaient surtout de vives douleurs. Cette personne vint aux Bains de Loèche, y prit des bains pendant vingt-neuf jours, sans omettre les fomentations et l'application des dépôts minéraux. Non-seulement les douleurs générales cessèrent, mais les larges ulcères des pieds se fermèrent en grande partie. Une seconde cure, faite l'année suivante, les cicatrisa entièrement.

CHLOROSE.

La chlorose est souvent accompagnée de perturbations dans les fonctions abdominales, circonstance qui en augmente l'opiniâtreté; les personnes qui en sont affectées ont tantôt des constipations, tantôt le ventre enflé, avec engorgement de foie, de rate, etc. La menstruation ne rompt pas, ou elle est anormale. Le genre nerveux a aussi ses crises, telles que crampes hystériques, etc. Il est reconnu qu'aucun remède ne rétablit aussi promptement le cruor et la rubéfaction du sang que le fer, lequel produit, en peu de temps, chez les personnes qui ont les pâles couleurs, un teint rouge, brillant, et presque une nouvelle vie; or, les sources minérales de Loèche, contenant du carbonate d'oxidule de fer, doivent agir avec plus de succès encore dans ces différentes sortes de maladies, pourvu toutefois que cette substance minérale ne se fixe pas sur des lésions organiques considérables.

La chlorose a des complications et des variétés nombreuses qu'il faut distinguer avec un grand soin, afin que la cure, réglée d'après la nature de la maladie, opère avec tout le succès désirable; c'est l'affaire du médecin-directeur.

Une demoiselle de dix-neuf ans, d'une complexion délicate et d'une constitution très-irritable, était affligée de la chlorose depuis trois ans: son teint et ses lèvres étaient pâles, son air abattu, la digestion très-paresseuse, l'abdomen gonflé, la région du foie sensible et les selles irrégulières; elle avait souvent des rapports aigres. Au moindre mouvement succédaient les palpitations, et elle éprouvait une faiblesse générale. La leucorrhée tenait lieu de flux menstruel, de fortes crampes en marquaient l'époque. Cette jeune fille prit un bain, but chaque jour, en se promenant au grand air, deux verres d'eau puisés aux sources, et prit tous les matins une grosse douche sur l'abdomen. Le neuvième jour de la cure, elle eut une énergique poussée. Elle demeura cinq semaines aux bains de Loèche: déjà la troisième, les palpitations et la faiblesse générale avaient cessé et les selles étaient devenues normales; la sensibilité de la région du foie et le gonflement abdominal disparurent. Enfin, elle quitta notre vallée avec ce contentement qu'on éprouve en se sentant délivré de ses infirmités et parfaitement rétabli.

HYPOCONDRIE, HYSTÉRIE, NÉVRALGIE.

Si ces maladies proviennent de pléthore abdominale, d'engorgements du bas-ventre, etc., comme c'est ordinairement le cas, nos thermes rendent d'importants services en en détruisant les causes; ils agissent également avec succès, lors même qu'elles sont simplement du genre nerveux, produites par une névrasthérie partielle, car, le carbonate d'oxidule de fer qu'ils contiennent fortifie le système nerveux. Les douches, surtout celles de pluie, l'air salubre de la montagne, les bains pris en commun, la conversation animée pendant plusieurs heures, etc., favorisent singulièrement ces sortes de cures.

Ces thermes salutaires sont spécialement indiqués dans les migraines, les coliques, les cardialgies chroniques, les crampes hypocondriaques et hystériques, l'anomalie du système sexuel, les acraties générales ou partielles organiques, etc.; dans tous ces cas et autres analogues, ils font très-bien.

Le médecin doit, avant tout, étudier sérieusement ces différentes espèces d'affections nerveuses, et en déterminer exactement chaque caractère; il arrête ensuite le traitement que le malade a à suivre. Cette marche médicale est très-importante; car, tandis que des bains de deux à trois heures par jour fortifient les nerfs, des bains de six à sept heures les débiliteraient encore davantage, et empireraient par là l'état du malade. On ne saurait donc trop rigoureusement adopter le remède à la nature du mal. Je n'entre pas ici dans de plus longs détails sur cette foule de variétés qui se présentent, c'est là la tâche journalière du praticien.

Comme à l'époque de la menstruation, lorsqu'il y a aménorrhée, etc., il se manifeste diverses perturbations du système nerveux, qui réagissent sur tout l'organisme actif et empirent la maladie (voyez Chlorose), de même à la saison ordinaire où les règles cessent, on voit reparaître parfois les symptômes mentionnés. Dans les premiers cas, qui sont d'une haute gravité, s'il n'y a ni inflammation, ni lésion organique, nos eaux ne sont pas moins salutaires que dans les seconds.

Une dame, âgée de quarante-six ans, d'une complexion délicate et d'un caractère mélancolique, eut, dans son adolescence, la chlorose suivie de leucorrhée, au lieu des menstrues ordinaires. La leucorrhée, combattue par les remèdes, cessa, les règles parurent régulièrement et la chlorose guérit peu à peu ; toutefois les apparitions périodiques des règles étaient accompagnées de violentes crampes. Cette personne se maria, eut des enfants, les allaita elle-même, et enfin, il ne fut plus question de crampes. A quarante-quatre ans, la menstruation commença à devenir irrégulière, cessa pendant deux, même trois mois. A sa réapparition les crampes revinrent; une faiblesse générale s'ensuivit avec des tremblements nerveux aux doigts très-inquiétants. Une diminution d'appétit jointe à une déjection dérangée, un sommeil agité mirent cette dame en danger. Un bain pendant quatre semaines et deux applications de ventouses sur la partie fémorale intérieure, écartèrent tous ces maux. Les règles cessèrent pendant cette année, à dater de la cure, mais la circulation du sang ne fut plus altérée ; les congestions et tous les symptômes nerveux prirent fin, car l'harmonie entre les systèmes nerveux et sanguin était rétablie.

Des accouchements laborieux joints à de grandes pertes de sang, des enfantements avant le terme, des lits d'accouchée anomaux occasionnent pareillement des affections nerveuses avec débilitation locale, comme *prolapsus uteri*, etc.; dans tous ces maux, un bain et les douches réglées avec intelligence produisent d'excellents effets.

Nos eaux sont aussi réputées contre la stérilité; on en a réellement obtenu de bons résultats; mais ici il faut tenir compte des causes qui l'ont amenée.

PARALYSIES.

Si les paralysies dérivent de précédentes affections rhumatismales ou arthritiques, d'éruptions répercutées, de l'âge, d'une débilitation générale, de grandes pertes de sucs, etc., on peut espérer de les soulager et même de les guérir; mais si la paralysie est la suite d'une apoplexie sanguine, l'emploi des eaux exige un grand discernement, car elles pourraient ramener les congestions à la tête, et par là même renouveler les attaques apoplectiques. Il faut donc, avant de prendre les bains, affaiblir l'action trop énergique du système sanguin, observer ensuite attentivement le malade durant le bain, combattre les congestions de sang qui se portent à la tête, en pratiquant des saignées ou en appliquant des ventouses à la nuque, afin d'empêcher que les attaques à redouter ne se réalisent. Les paralysies provenant d'apoplexies nerveuses éprouvent de bons effets à Loèche: des bains à l'eau tiède, de courte durée, et les douches, ravivent et confortent le système nerveux affaibli; qu'on prenne pourtant garde de l'irriter en abusant des moyens qui le soulagent. Ce danger, par contre, n'est pas à craindre dans les paralysies dérivant d'apoplexies consensuelles. Les paralysies viennent-elles uniquement du cerveau ou de la moelle épinière? Reste à examiner s'il existe peut-être des lésions graves dans ces organes: si le diagnostic les constate, nos thermes ne font que nuire, tandis qu'ils sont salutaires, si c'est un simple amollissement cérébral ou de la moelle épinière, non causé par des lésions, comme tubercules, etc., qui se développe comme une suite naturelle d'une débilitation locale ou générale, c'est entendu que le mal ne doit pas être à un trop haut degré d'intensité. Les douches sont d'une grande utilité dans les paralysies; on les dirige sur les endroits d'où dérive le mal, sur les parties paralysées; par la secousse qu'elles excitent instantanément, elles confortent les nerfs. Dans les paralysies de la vessie et du canal intestinal, outre l'application de la douche sur le dos et le ventre, on prend aussi la douche ascendante sur les organes affectés.

Un monsieur, âgé de trente-six ans, d'une constitution assez irritable, s'attira, trois ans avant de venir aux Bains de Loèche, par suite d'un grand refroidissement, une violente fièvre rhumatismale qui l'alita pendant longtemps; il souffrait cruellement. On fit cesser les douleurs, mais la peau resta très-sensible: aux moindres changements de temps, les souffrances rhumatismales se renouvelaient. Plus tard, une douleur atroce se fixa aux reins; on reconnut d'abord que c'était une irritation de la moelle épinière. Le malade aurait dû éviter les précédents accès, il les continua; aussi ne tarda-t-il pas à éprouver une grande faiblesse au dos, et de là à la jambe droite; il se fatiguait de suite et devenait raide. Le mal fit de si rapides progrès, que cet homme arriva à Loèche la jambe paralysée. Outre un bain porté graduellement à cinq heures par jour, il prit journellement, matin et soir, une forte douche à l'épine vertébrale et sur le membre paralysé. Une énergique poussée érysipélateuse se manifesta le onzième jour de la cure, et le dix-neuvième il éprouva une douloureuse sensation et des tiraillements dans la jambe malade. Cette sensation devint plus vive, et toute la partie souffrante reprit du mouvement le vingt-cinquième jour. Après une baignée de cinq semaines, il marchait passablement bien, appuyé sur un bâton. Rentré chez lui, il jeta enfin le bâton. Une seconde baignée, tout à fait semblable à la première, le délivra entièrement de ses infirmités.

CONTRE-INDICATIONS.

L'usage qu'on peut faire des eaux thermales dans diverses maladies se trouvant suffisamment indiqué dans les articles précédents, je passe aux contre-indications. Outre les cas déjà spécifiés plus haut, les thermes de Loèche sont nuisibles dans les affections suivantes :

1° La grande pléthore, l'irritation prononcée du système sanguin avec tendance à l'inflammation de certains organes; les congestions sanguines dans les viscères nobles, par exemple, le poumon et le cerveau, surtout si elles sont accompagnées d'inflammation; enfin l'irritation et l'inflammation d'importants organes, excepté les inflammations chroniques des parties externes, de nature scrofuleuse ou herpétique; car, celles-ci cessent aussitôt que la cause morbifique qui les a fait naître est détruite.

2° Les fièvres étiques, qu'elles soient arthritiques, rhumatismales, scrofuleuses ou herpétiques. Dans ces sortes de fièvres, l'emploi des eaux est extrêmement délicat; si elles sont trop avancées, les eaux nuisent toujours; l'état de fièvre prononcé et les dispositions aux pertes actives de sang les excluent absolument.

3° Les ulcères dans les organes vitaux, comme dans les poumons, le foie, les reins, etc.

4° Les lésions organiques dans les viscères nobles, le cerveau, les poumons, le cœur, etc. Si ces lésions ne sont pas trop graves, ou si elles se trouvent dans des organes dont les fonctions ne sont qu'en partie troublées, sans que la vie du malade soit en danger; et si elles proviennent de maladies dans lesquelles les thermes agissent avec succès, ceux-ci ne peuvent être interdits d'une manière absolue.

5° Les indurations squirrheuses et cancéreuses.

6° Les hydropisies, surtout les générales, du ventre et celles de poitrine. Les œdèmes locaux extérieurs sont exceptés.

7° Les grossesses avancées.

8° Les maladies syphilitiques.

MODES D'ADMINISTRATION.

1° *La Boisson.*

J'estime que la boisson, s'il n'y a ni idiosyncrasie, ni contre-indication, peut être ajoutée utilement à la baignée, car elle lui prête son appui et la favorise. Les eaux minérales, prises en boisson, sont très-salutaires dans maintes infirmités; de ce nombre sont surtout les suivantes : catarrhes chroniques, digestions laborieuses, aigreurs, hémorrhoïdes, chlorose, jaunisse non trop avancée, hypocondries avec pléthore abdominale, écrouelles, stases, engorgements, indurations du bas-ventre, selles irrégulières, etc.

Avant de descendre dans les bassins, il est très-utile de boire les eaux en se donnant du mouvement, autant que possible par une belle température et en plain air; cette boisson sert, en quelque sorte, de préparation préliminaire au bain à prendre, et en rend l'action plus prompte et plus énergique. Par ce moyen l'activité des divers systèmes est fortement excitée. Quand le temps n'est pas favorable, les baigneurs se promènent sur les galeries des établissements, ou ils entrent dans les carrés, se baignant et buvant en même temps le nombre des verres prescrit. La digestion de l'eau ne s'y fait pas aussi facilement qu'en se promenant.

On ne peut rien déterminer d'absolu quant au nombre de verres à prendre chaque jour; cela dépend de la constitution des malades et de la nature de leurs affections.

La règle générale est de commencer par un ou deux verres, d'en augmenter successivement le nombre jusqu'à ce qu'on ait atteint le maximum fixé, de le diminuer ensuite graduellement. Ceux qui se baignent vont rarement à huit verres, tandis que ceux qui boivent seulement les eaux débutent par deux ou trois verres et vont rapidement à dix, même à douze par jour. Une boisson excessive est tout à fait réprouvée; car au lieu d'opérer en proportion de la quantité, elle charge l'estomac, affaiblit les forces digestives et paralyse l'action des thermes.

2° *La Baignée.*

La durée des bains et de la baignée est subordonnée à la diversité et à la nature des affections à traiter; ces fixations et ces examens sont du domaine des hommes de l'art. L'usage adopté est de débuter par un bain d'une demi-heure à une heure; on augmente tous les jours de trois quarts d'heure à une heure, jusqu'à ce qu'on soit parvenu au maximum des heures de bain, qu'on appelle haute baignée. On continue pendant quelque temps. Lorsque la poussée (dont la diminution s'annonce par la pâleur de la peau et par la desquamation furfuracée) tend à disparaître, on commence la débaignée dans l'ordre inverse de la baignée ascendante, et on la poursuit jusqu'à ce que l'éruption ait disparu.

Quoiqu'on ne puisse déterminer d'avance d'une manière absolue la durée des bains, je crois cependant qu'on pourrait la restreindre à quatre ou cinq heures, sans nuire à leur efficacité; cette modification serait toute dans l'intérêt des baigneurs. J'ai vu bien des fois des poussées aussi énergiques et des résultats tout aussi avantageux obtenus par des bains de trois à quatre heures par jour, que ceux qu'on obtenait par des bains de six à sept heures : ceux-ci sont un peu tombés aujourd'hui ; que ne tombent-ils encore davantage ! J'ai observé la plupart de ces faits chez les mêmes malades. On connaît très-peu de sources minérales où l'on se baigne aussi longtemps que dans celles de Loèche.

En me prononçant contre une durée que je crois exagérée, je ne prétends point la réduire à celle usitée dans un grand nombre d'établissements thermaux, où le bain se prend dans une heure ou deux ; la nature des diverses eaux minérales repousse cette uniformité. Aux thermes de Loèche, il s'agit le plus souvent de combattre et d'extirper des affections chroniques, profondément enracinées dans l'organisme, de provoquer dans ce but de salutaires réactions et de fortes poussées : il faut donc, comme le prescrit la thérapeutique, proportionner les bains employés comme remèdes, à l'opiniâtreté des maux à soulager ou à détruire ; c'est le moyen le plus sûr d'obtenir les résultats désirés ; les extrêmes seuls sont à éviter.

En règle générale, je suis de l'avis de ne pas prolonger, à Loèche, le bain au delà de quatre à cinq heures par jour, et je suis persuadé que les guérisons ne seront ni moins nombreuses, ni moins rapides ; les données de l'expérience l'attestent. On sait d'ailleurs que l'action des eaux est vive et énergique ; ainsi, motifs de plus d'abréger la durée des bains sans en atténuer les effets. En adoptant cette réduction, on supprimerait la baignée de l'après-midi ; il resterait ainsi plus de temps pour les promenades, les courses et autres exercices utiles au succès des cures.

A Loèche, les heures des repas commandent celles du bain; le contraire serait plus rationnel. Pour se conformer à cet usage, les malades qui sont dans la haute baignée, et qui prennent en même temps les douches, doivent se lever au moins à quatre heures, interrompre par conséquent un sommeil déjà troublé par la crainte de manquer l'heure, et de s'exposer à l'air frais ou froid du matin; ceci est surtout le cas de ceux qui sont au maximum des verres à prendre; or, tout cela n'exerce sûrement pas une influence avantageuse sur la cure. Cet état de choses devrait être modifié dans un sens utile, plus conforme aux habitudes de l'immense majorité des personnes qui fréquentent nos eaux. D'un autre côté, le bain, compris la boisson, les douches et le repos prescrit qui le suit, dure jusqu'à dix heures, dix heures et demie; on dîne à onze heures, il n'est donc guère possible de faire une promenade avant de se mettre à table. Après dîner la chaleur fatigue; ceux qui sortent rentrent souvent en nage et vont immédiatement dans l'eau, ce qui n'est pas à conseiller. On soupe à six heures: ainsi, à peine reste-t-il une heure de temps libre entre la baignée et le dernier repas. Les après-soupées sont très-courtes, assez souvent fraîches, partant peu convenables à l'état des malades.

Pour faire disparaître les inconvénients signalés, on n'aurait qu'à fixer le lever à six heures et le dîner à deux heures de l'après-midi. Cette importante modification réalisée, les baigneurs boiraient les eaux de six à sept heures du matin; de sept heures à midi ils prendraient les bains réduits à la durée de trois à cinq heures; et à une heure tout serait terminé. Il leur resterait ainsi une considérable partie de la journée pour l'exercice corporel, on peut dire, la meilleure. Le soir, on servirait des choses légères, comme de la soupe, du thé, etc.; et deux heures après cette collation on irait se coucher. Je suis convaincu qu'il n'y aurait que des cas bien rares qui fissent exception à la règle d'une seule baignée, tout au plus des affections cutanées chroniques et très-opiniâtres; dans ce cas, on prendrait un bain d'une heure vers les cinq heures et demie de l'après-midi.

Tout en abrégeant les bains on devrait prolonger les baignées. L'usage, en général, est de les faire en vingt-cinq jours; c'est précipité. La plupart des maladies demanderaient une cure de quatre à cinq semaines. On ne doit pas seulement considérer l'action énergique des thermes, mais aussi l'espèce et la nature des affections qu'ils ont à combattre. Je suis persuadé, car j'en ai fait l'expérience, que, à égalité d'heures de bain, une baignée de longue durée est plus riche en heureux résultats qu'une baignée faite en beaucoup moins de temps.

Il serait également nécessaire qu'il y eût, à Loèche, des carrés de différentes températures, afin que les malades affectés de diverses infirmités et munis d'indications spéciales y trouvassent le degré de chaleur convenable à leurs maux. Le médecin-directeur de la cure prescrirait alors les bains les plus propres à en assurer le succès. Le minimum de la température des bains communs devrait être de 26 à 28 degrés du thermomètre de Réaumur, et le maximum de 29. Les baigneurs feraient bien de prendre un bon thermomètre et de l'établir régulateur pour tous; car on ne peut se fier au tact des maladies, surtout de ceux qui ont une forte poussée : les uns trouvent le degré trop élevé, les autres trop bas. Par cette précaution, qui n'est rien moins que superflue, on maintiendrait mieux le degré de chaleur ordonné, trop souvent dépassé jusqu'à présent, et l'on remplirait les lacunes que laisse subsister une inspection qui n'est guère prise au sérieux.

Au lieu de faire deux cures dans la même saison, il vaudrait mieux prolonger la première, qu'il faudrait sans cela commencer vers la mi-mai, afin de laisser l'intervalle nécessaire à son développement, avant d'entreprendre la seconde.

Telles sont, en somme, mes idées sur la baignée; je les communique dans la conviction qu'elles sont de quelque utilité. Les changements proposés, ou d'autres tendant au même but, offrent trop d'avantages pour n'être pas adoptés et réalisés.

3° *Les Douches.*

Comme l'emploi des douches est déjà indiqué dans les précédentes maladies, je me borne à noter ce qui suit. De cinq minutes les douches peuvent être portées à une demi-heure et au delà; leur durée dépend de la nature des affections. Si on les prend à la tête, sur l'estomac, au bas-ventre, qu'on soit à jeun, ou que la digestion soit faite, afin de ne pas la troubler. Pour les autres parties du corps, tous les moments sont bons; seulement il vaut mieux faire un quart d'heure de bain, cela sert de préparation. Le baigneur doit avoir soin de prendre les positions que demandent ses infirmités.

Les douches favorisent puissamment l'action du bain; elles s'emploient surtout dans les maladies suivantes : les tumeurs et les engorgements dans les glandes, dans les vaisseaux sanguins, qu'ils soient superficiels ou profonds; les enflures et les raideurs articulaires; les scrofules, les affections abdominales, les maladies herpétiques, les contractions, les paralysies, les rhumatismes, l'arthrite et autres semblables. Il est entendu que les parties affectées ne seront ni enflammées, ni trop irritées, sinon l'emploi des douches deviendrait nuisible. On connaît l'usage de la douche ascendante.

PRÉPARATIONS.

Il y en a qui rejettent les préparations qui précèdent la baignée; je ne puis adopter leur sentiment, car j'ai reconnu plus d'une fois qu'elles sont utiles et souvent nécessaires. On ne saurait, en effet, écarter avec trop de soin tout ce qui peut entraver l'action des eaux et compromettre le succès de la cure. Il est des cas qui exigent un traitement particulier, comme la saignée, s'il y a pléthore ou congestion sanguine vers la tête ou vers la poitrine, etc.; les dérivatifs, comme bains de pied, applications des sangsues à l'anus, si les hémorroïdes sont supprimées, etc.; les purgatifs, s'il existe des matières inutiles qu'il faut évacuer, etc. Dans les affections cutanées, il est très-utile de préparer l'organisme par des remèdes internes, des bains domestiques, d'exciter par ce moyen la vitalité de la peau; il faut surtout régler le régime, etc. Sauf ces sortes de cas, les eaux se prennent sans aucune préparation. C'est toujours aux médecins à prescrire et à diriger ces sortes de préparations.

Les personnes qui ont l'intention de se rendre à Loèche vers la fin de juin, en juillet, ou au commencement d'août, feraient bien d'arrêter leurs chambres d'avance; cette précaution leur épargnera des mécomptes, et met les maîtres d'hôtels à leur aise. Celles de ces personnes qui sont affligées de graves affections pourraient s'en faire donner une courte analyse par leurs médecins ordinaires; les médecins des Bains, à qui elle sera remise, détermineront de prime-abord le genre de cure le plus propre à extirper le mal. Je conseille aussi des vêtements chauds pour toute la saison. Quant à la toilette pour les carrés, on la trouve au village des Bains.

La saison des eaux de Loèche commence vers la mi-mai et dure jusqu'au 15 septembre. Ces deux mois sont souvent très-beaux. Rien n'empêche de se baigner avant et après l'époque usitée, lorsque le temps est favorable.

HYGIÈNE DES BAIGNEURS.

Les personnes qui font une cure aux Bains de Loèche doivent suivre exactement le régime et le genre de vie qui leur sont ordonnés. L'oubli ou la négligence de ces utiles ordonnances médicales ne peuvent être que préjudiciables à l'action salutaire des eaux.

1° Que les malades mettent donc toute occupation sérieuse de côté, et ne se préoccupent que du rétablissement de leur santé; qu'ils s'efforcent de combattre l'ennui par les distractions variées qu'offrent la société et les promenades.

2° S'ils sont fatigués du voyage, qu'ils se reposent avant de commencer la baignée.

3° Qu'ils évitent, autant que possible, les fortes émotions et les violentes agitations d'esprit.

4° Qu'on ne fasse pas du jour la nuit, et de la nuit le jour ; qu'on se couche vers les neuf heures et demie.

5° On doit observer un ordre sévère dans la manière de vivre, prendre des aliments faciles à digérer, s'abstenir de mets gras, épicés, salés et acides. La table est convenablement servie aux Bains, on en est satisfait ; il est à désirer qu'elle reste telle qu'elle est aujourd'hui, surtout qu'on n'y voie pas des plats dont le grand nombre des hôtes ne peut profiter sans préjudice.

5° Qu'on boive à table des vins de bonne qualité, blancs ou rouges, coupés avec de l'eau. Quant à la quantité, que chacun suive l'usage reçu et les ordres des médecins. Ceux qui, d'habitude, n'en boivent point, s'en tiennent à l'eau, qui est excellente.

7° Le mouvement qui ne va pas jusqu'à la fatigue, les promenades à cheval, etc., joints à l'observance des autres préceptes hygiéniques, contribuent puissamment à la réussite d'une cure. Ces exercices modérés sont spécialement recommandés aux personnes faibles et à celles qui souffrent des engorgements de bas-ventre.

8° Qu'on mange peu à souper, de crainte de charger l'estomac et de troubler le sommeil.

9° Il faut s'habiller plus chaudement le matin et le soir que pendant la journée; qu'on se préserve avec grand soin de tout refroidissement, dont les conséquences peuvent devenir graves.

RÈGLES A SUIVRE

AVANT, DURANT ET APRÈS LE BAIN.

L'heure du bain sonnée, on se rend aux carrés, revêtu d'une longue robe de chambre, ou enveloppé dans son manteau. Ces précautions sont indispensables à Loèche.

Qu'on ne descende pas dans le bassin, ému, agité, ou avant que la digestion soit faite. Cette grave imprudence pourrait amener des suites fatales, même une apoplexie.

En quittant le cabinet de toilette des bains, on s'approche de la porte qui donne dans le carré; avant de l'ouvrir, on s'enfonce dans l'eau jusqu'à la poitrine, et l'on avance dans cette posture vers les bancs et les banquettes où l'on prend place. Telle est la marche à suivre si l'on ne veut s'exposer aux plaisanteries, qui ne manquent pas d'accueillir les mal avisés.

Ceux qui se baignent dans les carrés privés doivent souvent agiter l'eau, afin d'en renouveler la lame. Dans les carrés communs le nombre des baigneurs l'agite suffisamment.

Il est dangereux de dormir et nuisible de lire durant le

bain ; ceux qui se baignent seuls ont particulièrement à y faire attention ; les autres se distraient par la société, etc.

Vous sentez-vous mal dans le bassin? hâtez-vous d'en sortir à l'instant, afin de prévenir les crampes, les attaques de nerfs et les syncopes.

Qu'on ne s'habille pas trop à la hâte au sortir du bain, de crainte d'exciter la transpiration, mais bien chaudement ; car, dans un moment où tous les pores sont ouverts, le moindre refroidissement est à redouter. Sitôt rentré dans la chambre, on se couche dans un lit chaud pendant trois quarts d'heure ou une heure. On ne doit pas forcer la transpiration ; si elle survient, il faut attendre tranquillement qu'elle ait cessé ; on change ensuite de linge.

A chaque bain on pratique ordinairement des lotions sur les parties affectées du corps qui restent hors de l'eau ; on se sert, pour cette opération, d'une éponge qu'on trempe souvent dans l'eau destinée au renouvellement partiel ou intégral des bassins ; un robinet est établi dans ce but.

Après chaque bain on fait les fomentations prescrites au moyen de linges imbibés d'eau de source ; on applique ensuite des compresses de taffetas ciré sur les parties fomentées, afin de les tenir au chaud et de les préserver de l'air.

Les injections dans les fistules, etc., les lotions et les fomentations doivent être pratiquées deux ou trois fois par jour ; surtout avant d'aller se coucher.

PHÉNOMÈNES

PRODUITS PENDANT LA BAIGNÉE.

Les principaux phénomènes que produit l'action des eaux minérales sont les suivants : les constipations, les diarrhées, les vertiges, les lassitudes, les assoupissements, les flatuosités, les rapports, les symptômes de gastricisme. Ceux qui souffrent de rhumatisme et d'arthrite sentent souvent augmenter leurs maux, reparaître des douleurs locales depuis longtemps disparues. Ces accidents se résument en ces mots : « Le bain éprouve. »

Ces symptômes exigent divers traitements : on combat les constipations par les clystères ; les diarrhées opiniâtres qui paralysent les forces, par les remèdes indiqués ; les gastricismes par les laxatifs ou les vomitifs ; ceux-ci sont préférables au commencement de la cure, ils facilitent et hâtent la sortie de la poussée ; les premiers se prennent à la fin, ils calment la trop grande irritation de la peau. Si l'action de la nature est indifférente à dissiper les stases qu'ont résoutes les eaux, on recourt aux ressources de l'art. Les orgasmes sanguins nécessitent parfois la saignée. Les congestions locales et les irritations cèdent à l'application des ventouses, des sangsues et des fomentations émollientes. Les accès de nerfs, produits par différentes causes, doivent être combattus de diverses manières. D'après mes observations, la plupart des maladies précitées, surtout les affections nerveuses, sont le fruit de bains trop chauds et de trop longue durée ; on devrait donc en diminuer le degré de chaleur et la longueur.

La poussée est un des plus importants phénomènes produits par les eaux de Loèche; il faut éloigner, avec une attention soutenue, tout ce qui pourrait l'empêcher de suivre sa marche naturelle. Pour l'ordinaire elle se passe de traitement ; il suffit de se tenir bien au chaud, d'éviter les refroidissements et les écarts de régime, de continuer la baignée jusqu'à ce qu'elle ait disparu. Mais lorsqu'elle est très-douloureuse, outre ce qui a été dit sur la poussée, on recourt parfois aux remèdes et aux fomentations.

RÉGIME APRÈS LA BAIGNÉE.

Comme l'action salutaire des eaux thermales de Loèche se fait sentir après la baignée, il faut, pendant quelque temps, continuer la diète, afin qu'elles puissent développer, sans entraves, leurs vertus curatives et accomplir leur travail réparateur dans l'organisme. La baignée simplifie, en effet, les causes compliquées du mal, en détruit même une partie, prépare la guérison si elle ne la réalise, amène un rétablissement partiel ou complet, mais elle ne produit pas toujours ces satisfaisants résultats dans un terme donné, sans autre condition. Il faut donc, tandis que les effets désirés ne sont pas complétement obtenus, que le baigneur, qui a quitté la vallée des Bains, observe durant le temps commandé les prescriptions hygiéniques formulées plus haut, et qu'il évite avec le plus grand soin les causes qui ont fait naître sa maladie, lesquelles pourraient la rallumer.

On voit chaque année des personnes quitter nos thermes médiocrement satisfaites du succès de leur cure, n'en éprouver tous les bienfaits que plus tard, lorsque les forces de la nature, mises en éveil et aidées par l'action des eaux, ont pu vaincre enfin les principes du mal, puis revenir l'été suivant consolider leur rétablissement opéré à la suite de la première baignée. On ne doit donc pas redouter l'insuccès, si parfois les guérisons se font attendre.

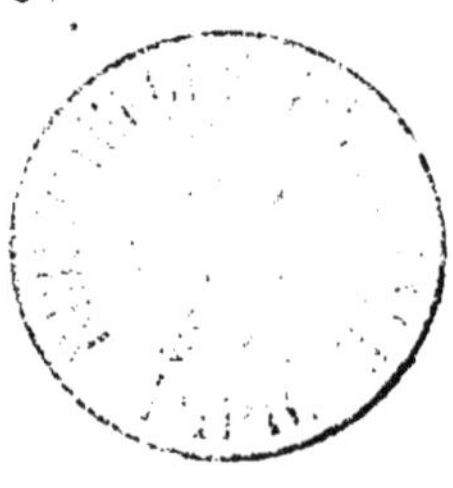

TABLE DES MATIÈRES.

Avant-propos . . . . *Page* III

PREMIÈRE PARTIE.

Topographie 5
Historique des Bains 7
Chemins 10
Sources minérales. 14
Propriétés physiques des eaux minérales 16
Propriétés chimiques 19
Établissements des Bains. 23
Hôtels 31
Médecins, Inspecteurs des Bains et Poste aux lettres . . 32
Promenades 34
Excursion au Feuilleretalpe 36
» au Dalagletscher 38
» au Guggerhubel 39
» au Torrenthorn 40

SECONDE PARTIE. — PARTIE MÉDICALE.

Action de l'Eau thermale. 43
La Poussée. 47
Douches. 51
Bains de siége et Bains locaux 52
Injections . . . . *Ib.*
Lotions 53
Fomentations . . . . *Ib.*
Applications du dépôt des eaux. 54
Bains de vapeur . . . . *Ib.*

Scrofules . . . . *Page* 55
Tubercules 57
Hémorroïdes, Engorgements, Tumeurs, et Indurations de l'abdomen 59
Arthrite. 62
Rhumatismes 63
Catarrhes 65
Métastases 66
Syphilis masquées. 67
Contractions, Raideurs des extrémités, Gonflements articulaires, Périostoses 68
Affections cutanées 69
1° Éruptions cutanées chroniques. . . . . . . *Ib.*
2° Ulcères cutanés chroniques 71
Chlorose 73
Hypocondrie, Hystérie, Névralgie. 74
Paralysies 77
Contre-indications. 79
Modes d'administration 81
1° La Boisson . . . . *Ib.*
2° La Baignée 82
3° Les Douches. 86
Préparations 87
Hygiène des baigneurs 88
Règles à suivre avant, pendant et après le bain 90
Phénomènes produits pendant la baignée. 92
Régime après la baignée. 93

FIN.

www.ingramcontent.com/pod-product-compliance
Ingram Content Group UK Ltd.
Pitfield, Milton Keynes, MK11 3LW, UK
UKHW021109260726
13994UKWH00002B/808

9 782329 438733